# Libro de Cocina

# Cetogénica

# Casera SIN LÁCTEOS

# Libro de Cocina Cetogénica Casera SIN LÁCTEOS

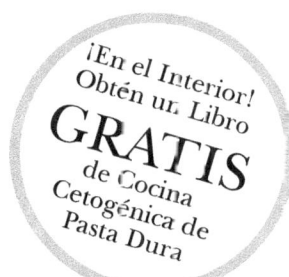

Comidas Quema Grasa Deliciosas, Batidos, Chocolate, Helado, Yogur y Refrigerios

## ELIZABETH JANE

# Contenidos

## Almuerzo (12)

## Aperitivos, Guarniciones y Salsas (20)

## Bebidas (12)

# Introducción

Seguir una dieta cetogénica sin lácteos a menudo puede dar la sensación de que se le cuita la diversión a la comida. De hecho, una dieta cetogénica sin lácteos ni siquiera nos permite disfrutar de algunos de estos deliciosos manjares, por eso me sentí inspirada a la hora de escribir este libro.

Quería crear un libro de cocina que estuviera lleno de postres compatibles con la dieta cetogénica y que fueran deliciosos y fáciles de preparar, y que además no te fueran a sacar de cetosis. También quería crear opciones de postres que pudieras disfrutar sin sentir que te estás tomando un "día de trampa".

En este libro, encontrarás 101 recetas deliciosas sin lácteos, que cumplen los requisitos de la dieta cetogénica, para todas las comidas, incluyendo recetas para el desayuno, el almuerzo, la cena, los aperitivos, los postres ie incluso las bebidas!

Espero que este libro de recetas cetogénicas sin lácteos se convierta en un elemento básico en tu cocina y que te devuelva un poco de alegría a la hora de crear y disfrutar de algunas sustituciones de lácteos sin sentir culpa.

Gracias a tu compra, no te olvides de obtener GRATIS el libro de cocina cetogénica de tapa dura adicional, que me ha hecho famosa, en KetoPublishing.com/flavor - ¡Buen provecho!

¡Únete para Ganar!
¡¡Libros de Cocina de Pasta Dura GRATIS que se Regalan Todas las Semanas!!
KETO FLAVORS
COOKBOOK
75 Low Carb Homemade Sauces, Rubs, Marinades, Butters & More
Elizabeth Jane
Keto Recipes
Keto Recipes by Elizabeth Jane
Sneak Peek ... New, Free Recipes ... Coming Soon
De la autora de múltiples éxitos de ventas en amazon.com, Elizabeth Jane
Únete aquí para ganar:
ketojane.com/freebooks

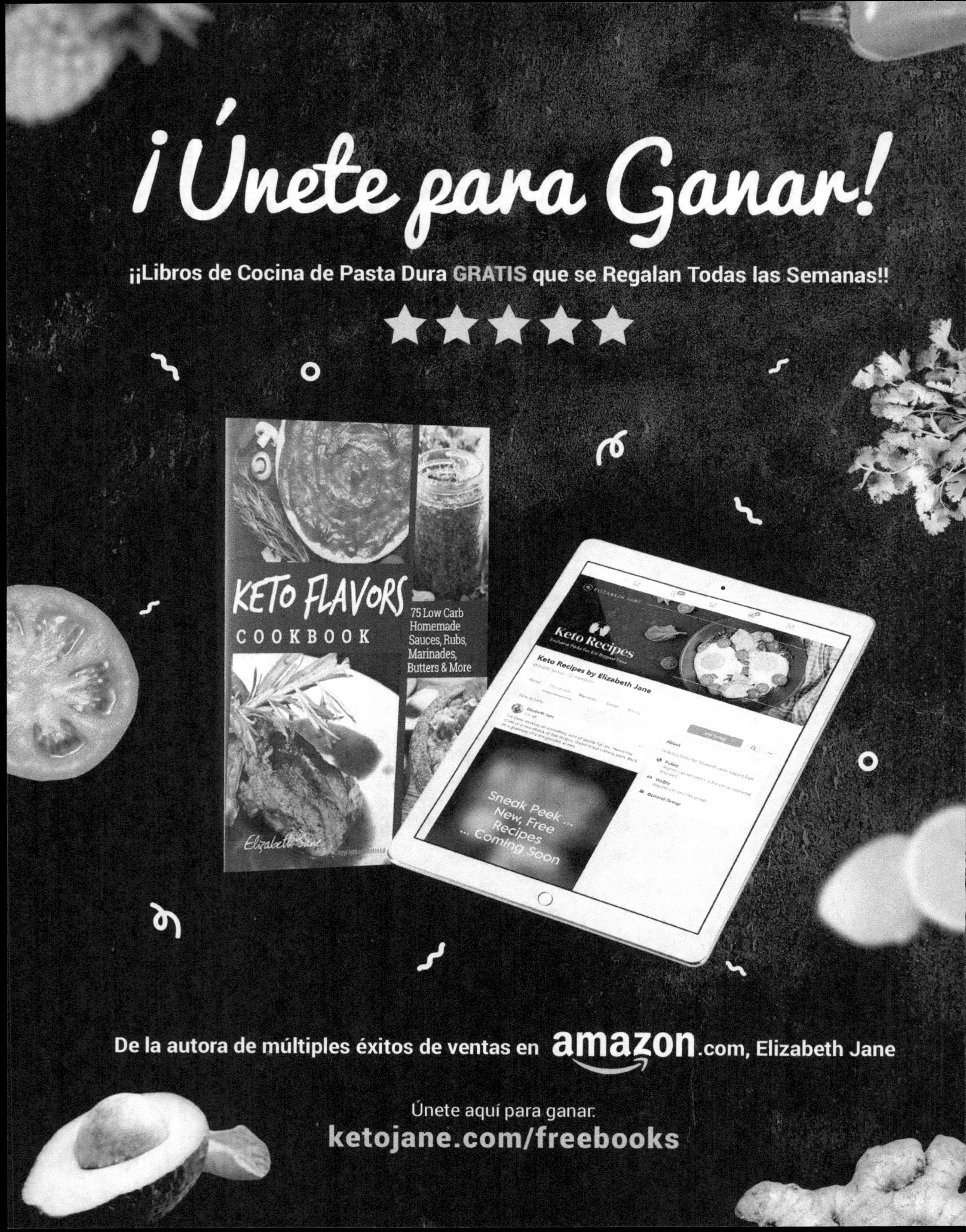

# Cómo Funciona Este Libro

¡Este libro de cocina contiene consejos útiles para que puedas hacer las mejores recetas cetogénicas sin lácteos posibles! También encontrarás sugerencias para servir, para que te hagas una idea de con qué combina cada uno de estos platos. También notarás que hay un nivel de dificultad y una escala de costos en cada receta. A continuación, te muestro cómo leer ambas escalas para determinar la dificultad y la escala de precios para cada receta.

## Nivel de Dificultad:

1. Es una receta fácil de preparar que se puede elaborar con unos cuantos ingredientes y en poco tiempo.

2. Estas recetas son un poco más difíciles y requieren más tiempo, pero siguen siendo lo suficientemente fáciles incluso para los principiantes.

3. ¡Estas recetas son más avanzadas para el cocinero aventurero! No verás demasiadas recetas de Nivel 3 en este libro. Estas recetas son excelentes para las ocasiones en las que puedes pasar un poco más de tiempo en la cocina y cuando quieres hacer algo fuera de lo común.

## Costo:

**$:** Es una receta cotidiana de bajo presupuesto.

**$$:** Es una receta intermedia y de precio moderado. La mayoría de las recetas que encontrarás en este libro se consideran de nivel $$ en la escala de costo.

**$$$:** Es una receta más cara que es ideal para servirla en una reunión familiar o una fiesta. Estas recetas tienden a contener ingredientes caros. No verás demasiadas recetas de nivel $$$ en este libro, ¡pero hay algunas que puedes hacer para impresionar a tus invitados!

# Desayuno

# Tortilla de Huevo con Vegetales y Aguacate

**Tiempo de Preparación:**
10 minutos
**Tiempo de Cocción:**
3-5 minutos
**Porciones:** 1
**Nivel de Dificultad:** 1
**Costo:** $$

*SUGERENCIA PARA SERVIR*

SÍRVELO CON UN POCO DE LEVADURA NUTRICIONAL PARA DARLE MÁS SABOR Y PROTEÍNAS.

## Ingredientes:

- 2 huevos
- ½ taza de espinaca, picada
- ½ tomate, cortado en cubos
- 1 cucharada de cebolla roja, picada
- ½ aguacate, rebanado
- ½ taza de rúcula (arúgula)
- Aceite de coco o aguacate para servir

## Instrucciones:

1. Empieza añadiendo los huevos a un tazón grande y bátelos bien.

2. Añade las espinacas, el tomate y la cebolla y vuelve a batir.

3. Calienta una sartén mediana a fuego medio con el aceite de coco o aguacate.

4. Vierte la mezcla de huevos en la sartén y cocina durante unos 3 minutos. Voltea la mitad de la tortilla para cubrir el otro lado y cocina durante otros 3-5 minutos.

5. Sirve con aguacate rebanado y rúcula (arúgula)

6. ¡Buen Provecho!

**Información Nutricional:**
Carbohidratos: 12 g
Fibra: 8 g
Carbohidratos Netos: 4 g
Proteína: 14 g
Grasa: 29 g
Calorías: 346

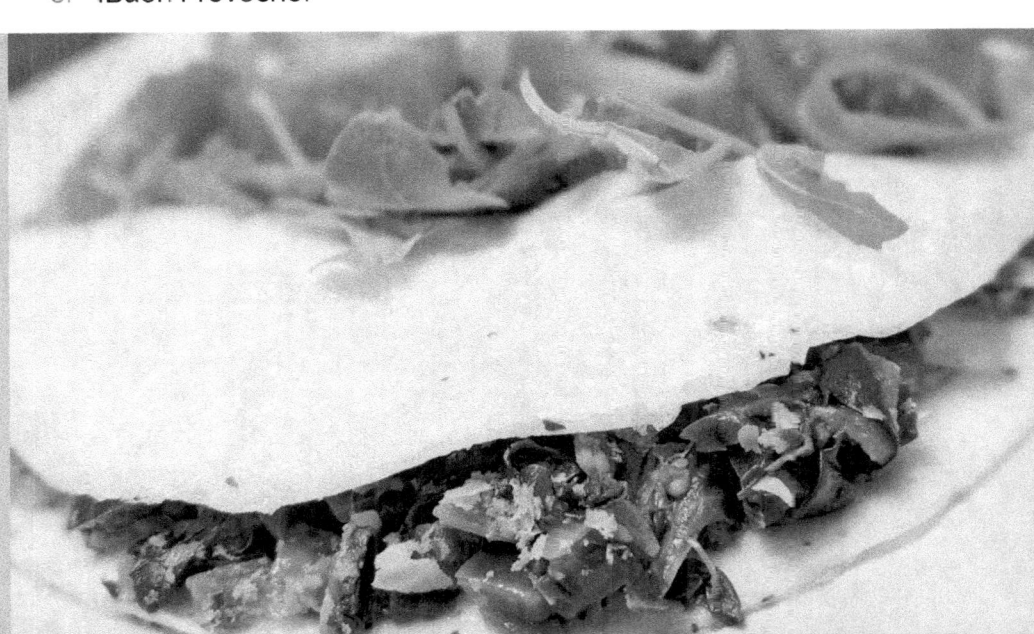

# Panquecitos de Huevo con Pavo y Espinacas

**Tiempo de Preparación:**
10 minutos

**Tiempo de Cocción:**
15-20 minutos

**Porciones:** 6

**Nivel de Dificultad:** 1

**Costo:** $

**SUGERENCIA PARA SERVIR**

SÍRVELOS CON UN POCO DE LEVADURA NUTRICIONAL PARA DARLE MÁS SABOR Y PROTEÍNAS.

## Ingredientes:

- 6 huevos
- ½ taza de carne de pavo molida cocida
- ½ taza de espinaca, picada
- 1 diente de ajo, picado
- ½ cebolla amarilla dulce, picada
- ½ cucharadita de sal de mar
- ¼ de cucharadita de pimienta negra

## Instrucciones:

1. Comienza precalentando el horno a 350°F y forra un molde para panquecitos con capacillos.

2. Agrega los huevos a un tazón grande y bátelos bien.

3. Agrega el resto de los ingredientes y sigue batiendo.

4. Vierte la mezcla en los moldes para panquecitos y hornea durante 15-20 minutos o hasta que esté cocida.

5. Disfrútalos enseguida y guarda las sobras en el refrigerador.

**Información Nutricional:**
Carbohidratos: 2 g
Fibra: 0 g
Carbohidratos Netos:
Proteína: 23 g
Grasa: 6 g
Calorías: 151

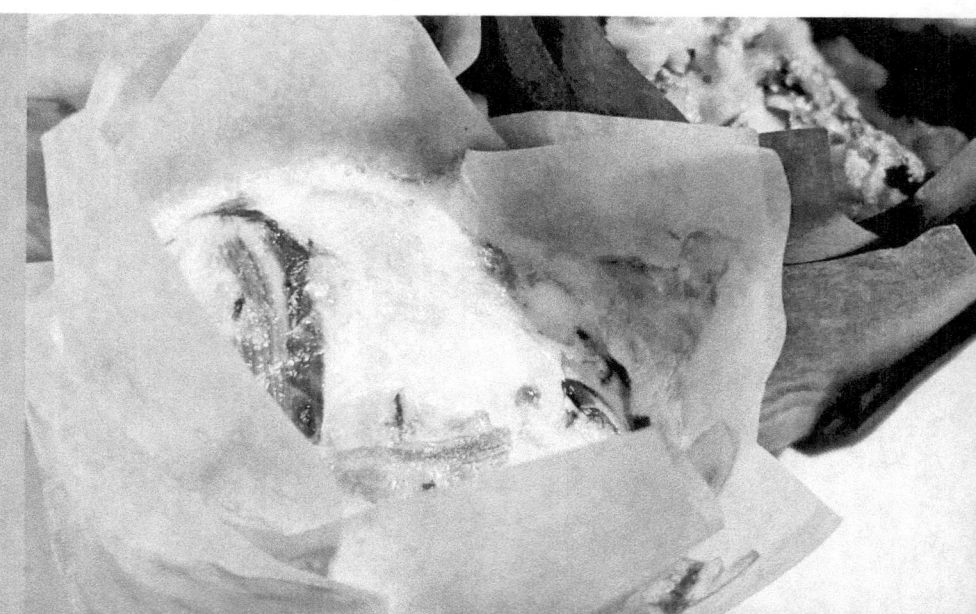

# Huevos Revueltos "con Queso"

**Tiempo de Preparación:**
10 minutos
**Tiempo de Cocción:**
5-10 minutos
**Porciones:** 1
**Nivel de Dificultad:** 1
**Costo**: $

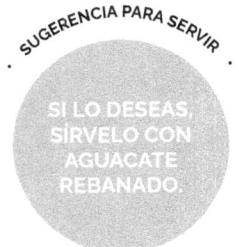

SUGERENCIA PARA SERVIR

SI LO DESEAS, SÍRVELO CON AGUACATE REBANADO.

## Ingredientes:

- 2 huevos
- 1 chorrito de leche de almendras sin azúcar
- 2 cucharadas de levadura nutricional
- 1 cucharadita de ajo en polvo
- ½ pimiento morrón rojo, picado
- 1 cucharada de cilantro fresco, picado
- 1 pizca de sal de mar
- Aceite de coco o aguacate para cocinar

## Instrucciones:

1. Comienza añadiendo los huevos y la leche de almendras a un tazón para mezclar y bate bien.

2. Añade el resto de los ingredientes, menos el aceite de cocina, y vuelve a batir.

3. Calienta una sartén a fuego medio con el aceite de cocina que prefieras y añade la mezcla de huevos.

4. Revuelve y disfruta de inmediato.

**Información Nutricional:**
Carbohidratos: 16 g
Fibra: 6 g
Carbohidratos Netos: 10 g
Proteína: 21 g
Grasa: 10 g
Calorías: 225

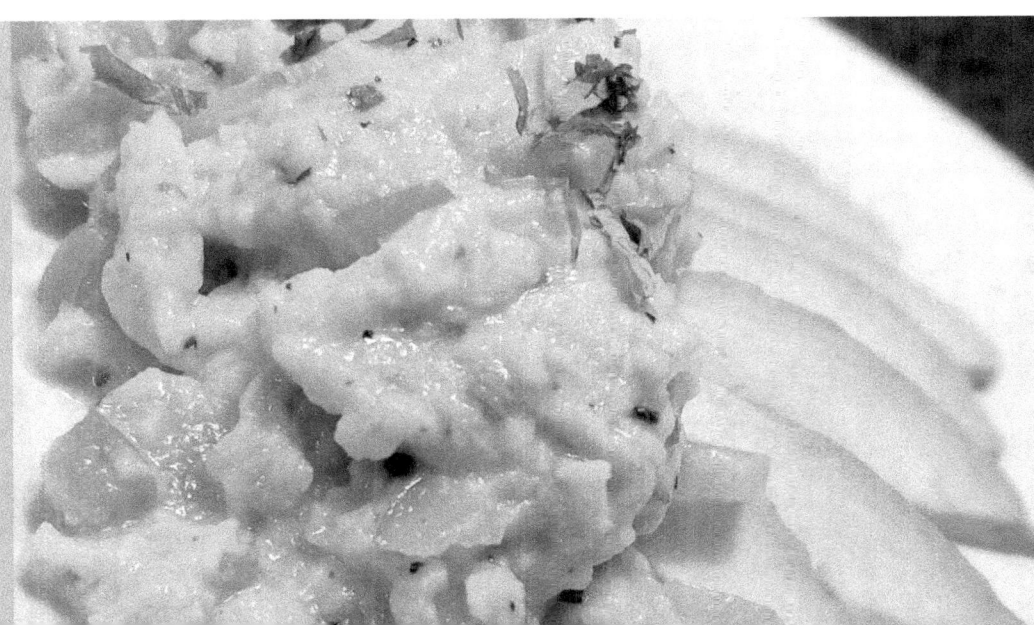

# Mitades de Aguacate Rellenas

**Tiempo de Preparación:**
10 minutos

**Tiempo de Cocción:** 0 minutos

**Porciones:** 2

**Nivel de Dificultad:** 1

**Costo:** $$

### SUGERENCIA PARA SERVIR

SIRVE CON CILANTRO O PEREJIL PICADO SI LO DESEAS.

## Ingredientes:

- 2 huevos, estrellados o cocinados a tu gusto
- 1 aguacate, partido por la mitad sin hueso
- 2 rebanadas de tocino cocido, desmenuzadas
- 1 pimiento morrón rojo, picado

## Instrucciones:

1. Comienza cocinando los huevos a tu gusto y añade uno a cada una de las mitades de aguacate.

2. Cubre con el tocino cocido y el pimiento morrón rojo picado.

3. ¡Buen Provecho!

**Información Nutricional:**

Carbohidratos: 14 g

Fibra: 8 g

Carbohidratos Netos: 6 g

Proteína: 15 g

Grasa: 32 g

Calorías: 390

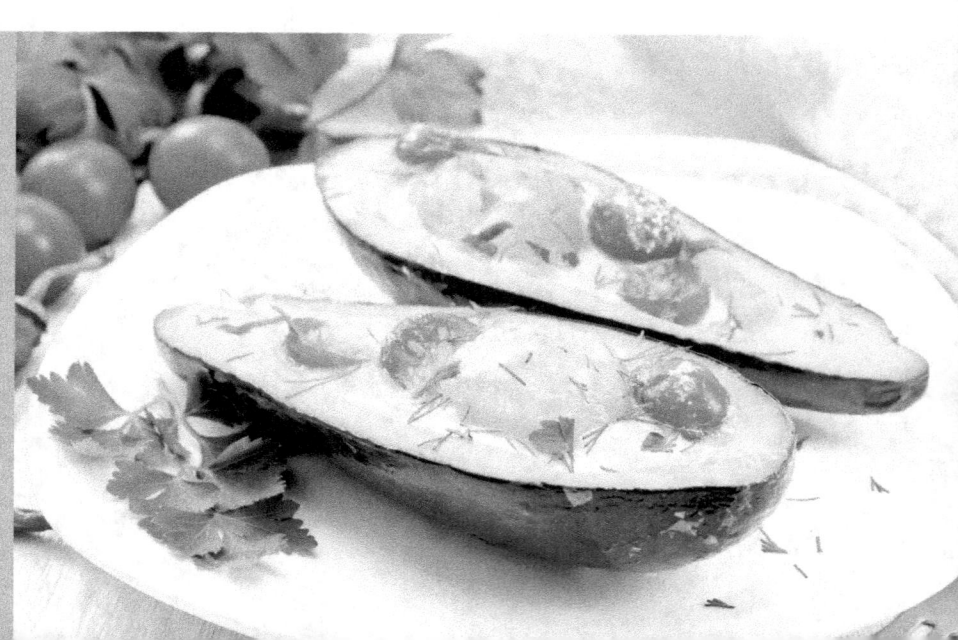

# Batido de Frambuesa Sin Lácteos

**Tiempo de Preparación:**
5 minutos
**Tiempo de Cocción:** 0 minutos
**Porciones:** 2
**Nivel de Dificultad:** 1
**Costo:** $

## Ingredientes:

- 1 taza de leche entera de coco sin azúcar
- 1 taza de frambuesas congeladas
- 1 cucharada de semillas de chía
- 1 medida de proteína de colágeno en polvo (opcional)

## Instrucciones:

1. Agrega todos los ingredientes a una licuadora y bátelos hasta que obtengas una consistencia homogénea.

2. ¡Disfruta de inmediato!

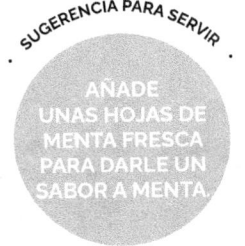

SUGERENCIA PARA SERVIR

AÑADE UNAS HOJAS DE MENTA FRESCA PARA DARLE UN SABOR A MENTA.

**Información Nutricional:**
Carbohidratos: 14 g
Fibra: 7 g
Carbohidratos Netos: 7 g
Proteína: 8 g
Grasa: 27 g
Calorías: 304

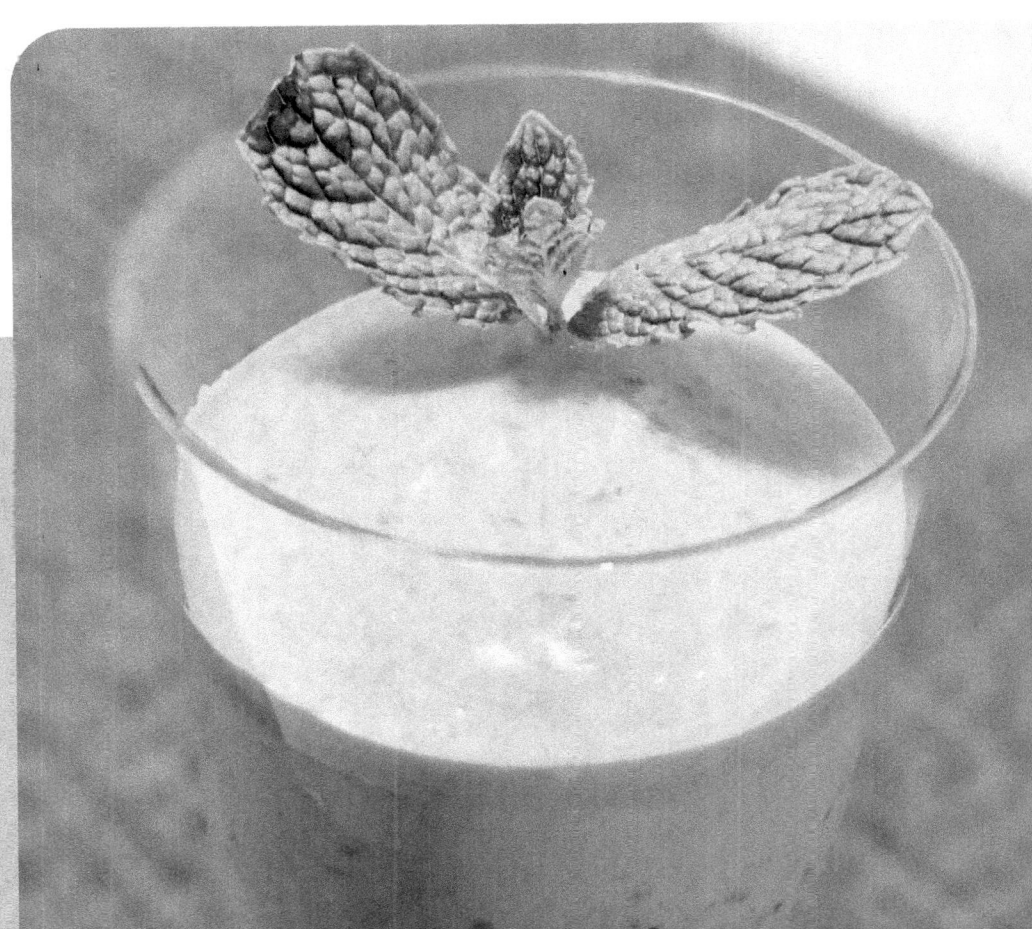

# Batido de Coco y Naranja

**Tiempo de Preparación:**
5 minutos
**Tiempo de Cocción:** 0 minutos
**Porciones:** 2
**Nivel de Dificultad:** 1
**Costo:** $

## Ingredientes:

- 1 taza de leche de coco entera sin azúcar
- 1 naranja, pelada y rebanada
- 1 cucharada de semillas de linaza
- 1 medida de proteína de colágeno en polvo (opcional)

## Instrucciones:

1. Agrega todos los ingredientes a una licuadora y bátelos hasta que obtengas una consistencia homogénea.

2. ¡Disfruta de inmediato!

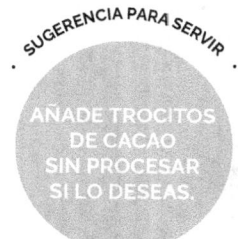

SUGERENCIA PARA SERVIR

AÑADE TROCITOS DE CACAO SIN PROCESAR SI LO DESEAS.

**Información Nutricional:**
Carbohidratos: 19 g
Fibra: 6 g
Carbohidratos Netos: 13 g
Proteína: 8 g
Grasa: 30 g
Calorías: 352

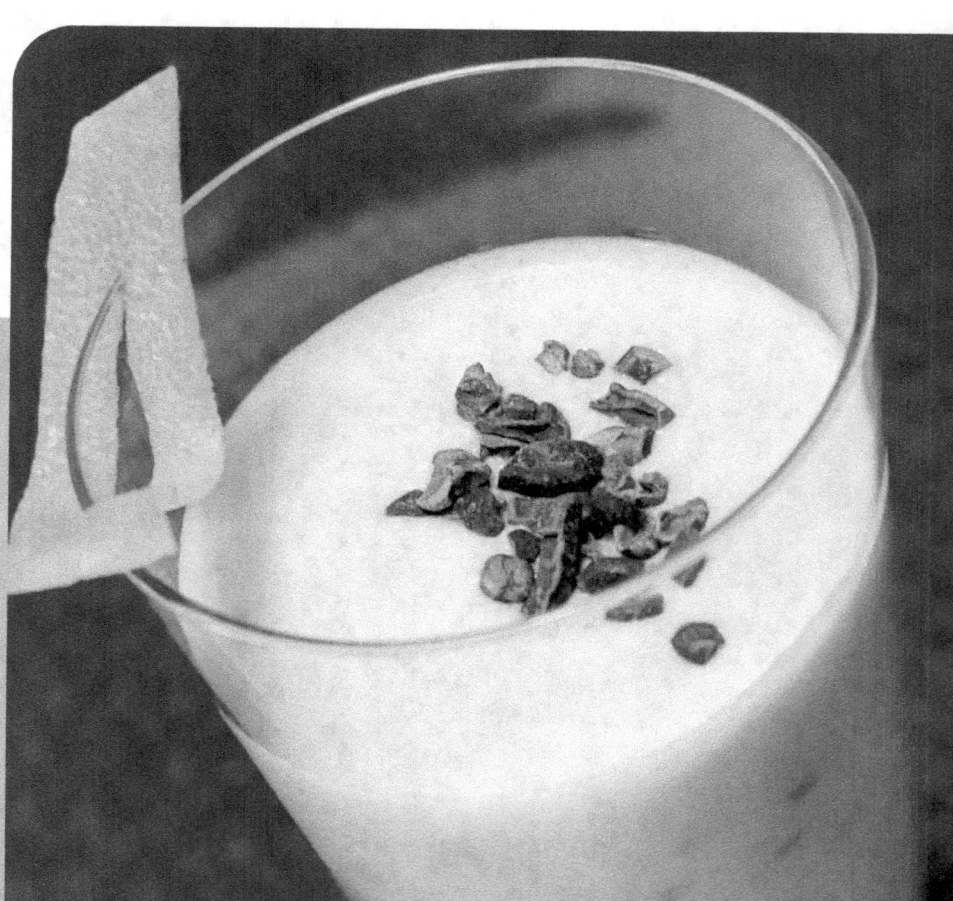

# Tazón para Desayuno de Yogur sin Leche con Frambuesas

**Tiempo de Preparación:**
10 minutos

**Tiempo de Cocción:** 0 minutos

**Porciones:** 1

**Nivel de Dificultad:** 1

**Costo:** $

## Ingredientes:

- 1 taza de yogur de leche de coco sin azúcar
- 1 cucharada de semillas de chía
- 1 taza de frambuesas

## Instrucciones:

1. Añade el yogur de leche de coco a una jarra de cristal e incorpora las semillas de chía.

2. Cubre con las frambuesas.

3. ¡Buen Provecho!

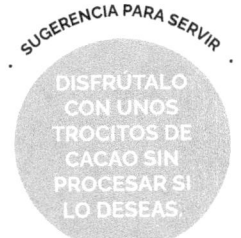

SUGERENCIA PARA SERVIR

DISFRÚTALO CON UNOS TROCITOS DE CACAO SIN PROCESAR SI LO DESEAS.

**Información Nutricional:**

Carbohidratos: 28 g

Fibra: 18 g

Carbohidratos Netos: 10 g

Proteína: 5 g

Grasa: 9 g

Calorías: 194

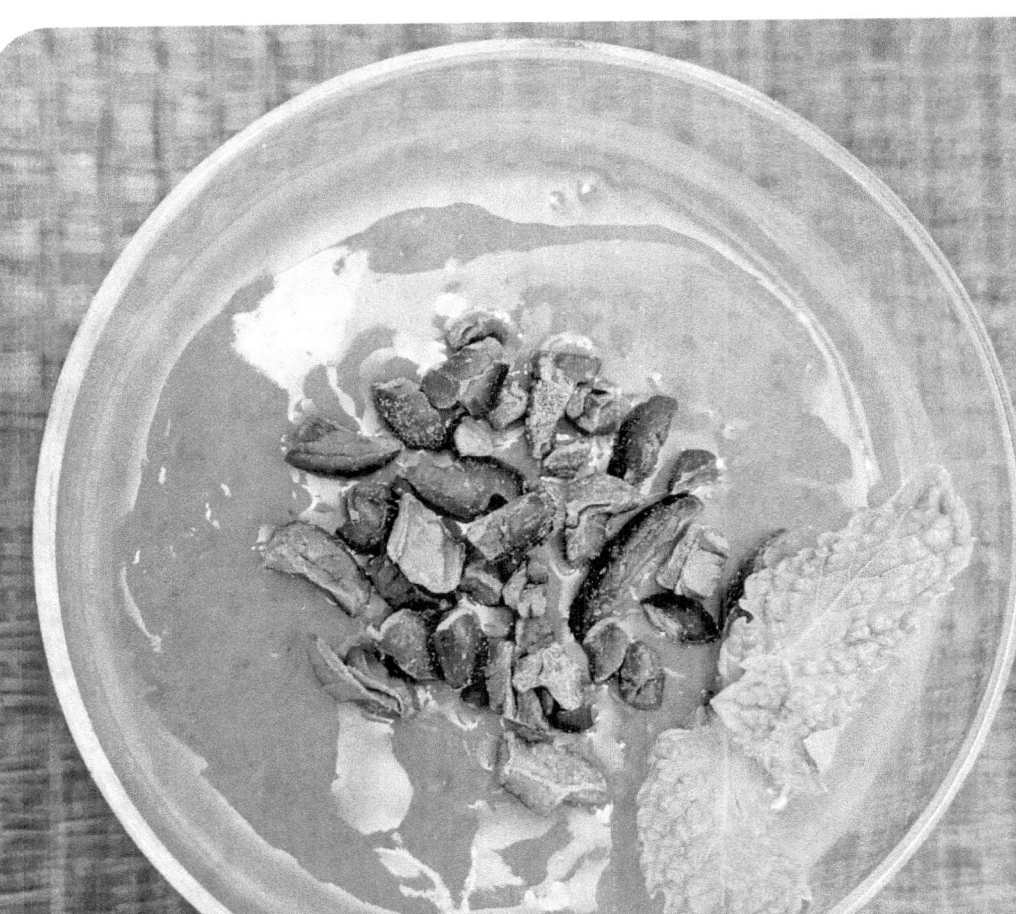

# Tazón para el Desayuno con Batido de Fresa

**Tiempo de Preparación:**
10 minutos
**Tiempo de Cocción:** 0 minutos
**Porciones:** 1
**Nivel de Dificultad:** 1
**Costo:** $

## Ingredientes:

- 1 taza de fresas congeladas
- ¼ de taza de leche de coco entera sin azúcar
- Para la cobertura: 1 cucharada de semillas de calabaza, 1 cucharada de semillas de chía, 1 cucharada de semillas de sésamo (ajonjolí)

## Instrucciones:

1. Comienza añadiendo las fresas y la leche de coco a una batidora y bate hasta que obtengas una consistencia cremosa.

2. Vierte en un tazón grande y cubre con la cobertura.

3. ¡Buen Provecho!

**SUGERENCIA PARA SERVIR**

CUBRE CON FRUTOS ROJOS FRESCOS SI LO DESEAS.

**Información Nutricional:**
Carbohidratos: 23 g
Fibra: 10 g
Carbohidratos Netos: 13 g
Proteína: 8 g
Grasa: 16 g
Calorías: 239

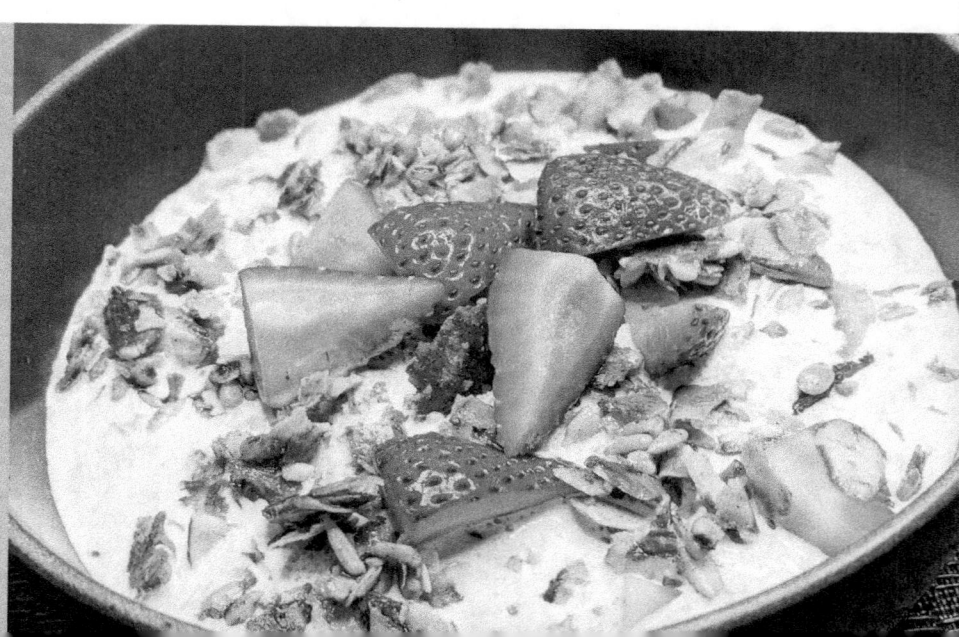

# Café Cetogénico para el Desayuno
## Sin Lácteos

**Tiempo de Preparación:**
5 minutos
**Tiempo de Cocción:**
5 minutos
**Porciones:** 1
**Nivel de Dificultad:** 1
**Costo:** $

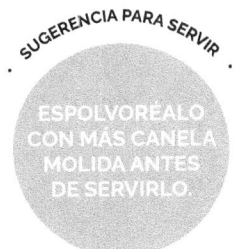

SUGERENCIA PARA SERVIR

ESPOLVORÉALO
CON MÁS CANELA
MOLIDA ANTES
DE SERVIRLO.

## Ingredientes:

- 1 taza de café recién hecho
- ¼ de taza de leche de coco entera sin azúcar
- 1 cucharadita de aceite de coco
- ½ cucharadita de canela molida
- Edulcorante sin carbohidratos de tu elección

## Instrucciones:

1. Añade el café a tu taza favorita junto con la leche de coco, el aceite de coco y la canela. Bate bien.

2. Añade el edulcorante que prefieras.

3. ¡Buen Provecho!

**Información Nutricional:**
Carbohidratos: 4 g
Fibra: 2 g
Carbohidratos Netos: 2 g
Proteína: 2 g
Grasa: 19 g
Calorías: 182

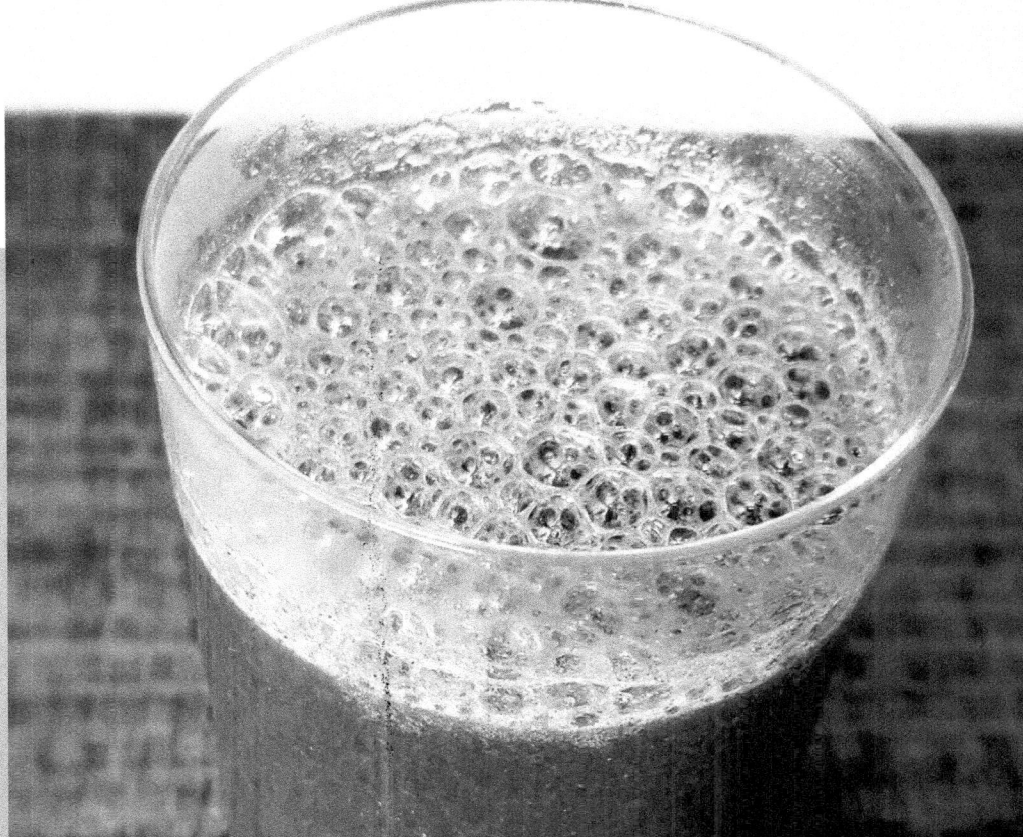

# Sustituto del Desayuno de Té Matcha

**Tiempo de Preparación:**
5 minutos
**Tiempo de Cocción:**
2-5 minutos
**Porciones:** 1
**Nivel de Dificultad:** 1
**Costo:** $

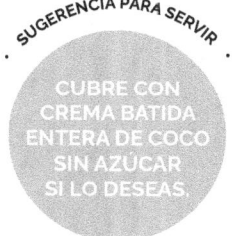

SUGERENCIA PARA SERVIR

CUBRE CON CREMA BATIDA ENTERA DE COCO SIN AZÚCAR SI LO DESEAS.

## Ingredientes:

- ½ taza de leche de coco entera sin azúcar
- ½ taza de leche de almendras sin azúcar
- ½ cucharadita de té verde matcha en polvo
- 1 medida de péptidos de colágeno
- 1 cucharadita de aceite de coco
- 1 cucharadita de extracto de vainilla puro
- Edulcorante sin carbohidratos de tu elección

## Instrucciones:

1. Agrega todos los ingredientes a una olla a fuego lento y bátelos hasta que estén calientes.

2. Viértelo en tu taza favorita y disfrútalo de inmediato.

**Información Nutricional:**
Carbohidratos: 8 g
Fibra: 4 g
Carbohidratos Netos: 4 g
Proteína: 13 g
Grasa: 35 g
Calorías: 386

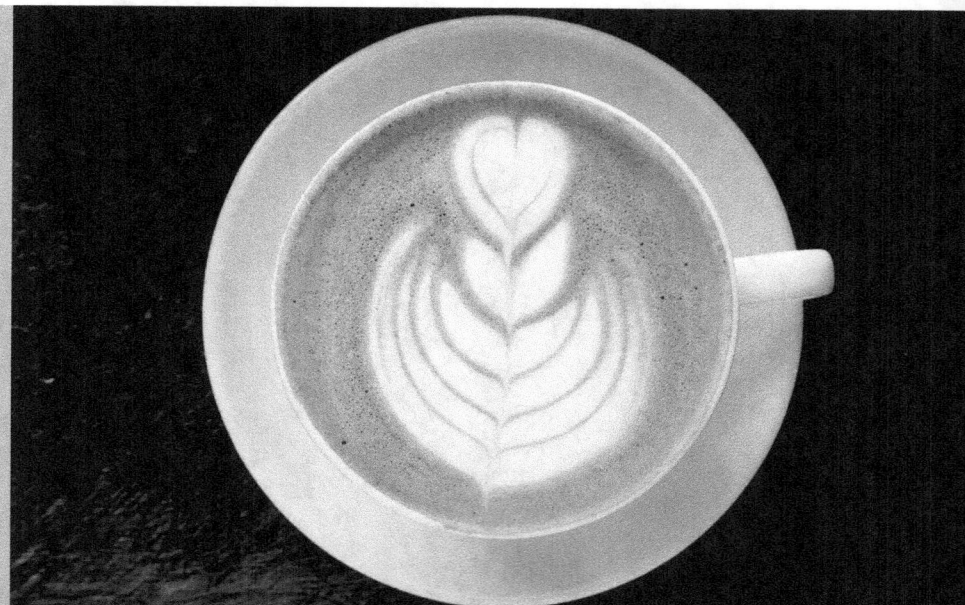

# Batido Verde de Menta para el Desayuno

**Tiempo de Preparación:**
5 minutos
**Tiempo de Cocción:** 0 minutos
**Porciones:** 1
**Nivel de Dificultad:** 1
**Costo:** $$

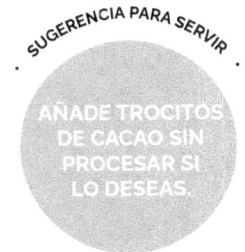

SUGERENCIA PARA SERVIR

AÑADE TROCITOS DE CACAO SIN PROCESAR SI LO DESEAS.

## Ingredientes:

- 1 taza de leche de almendras sin azúcar
- ½ aguacate, sin hueso, rebanado
- 1 puñado de espinacas
- 1 cucharadita de extracto de vainilla puro
- ¼ de cucharadita de extracto de menta puro
- 1 medida de péptidos de colágeno

## Instrucciones:

1. Agrega todos los ingredientes a una licuadora y bátelos hasta que obtengas una consistencia homogénea.

2. ¡Buen Provecho!

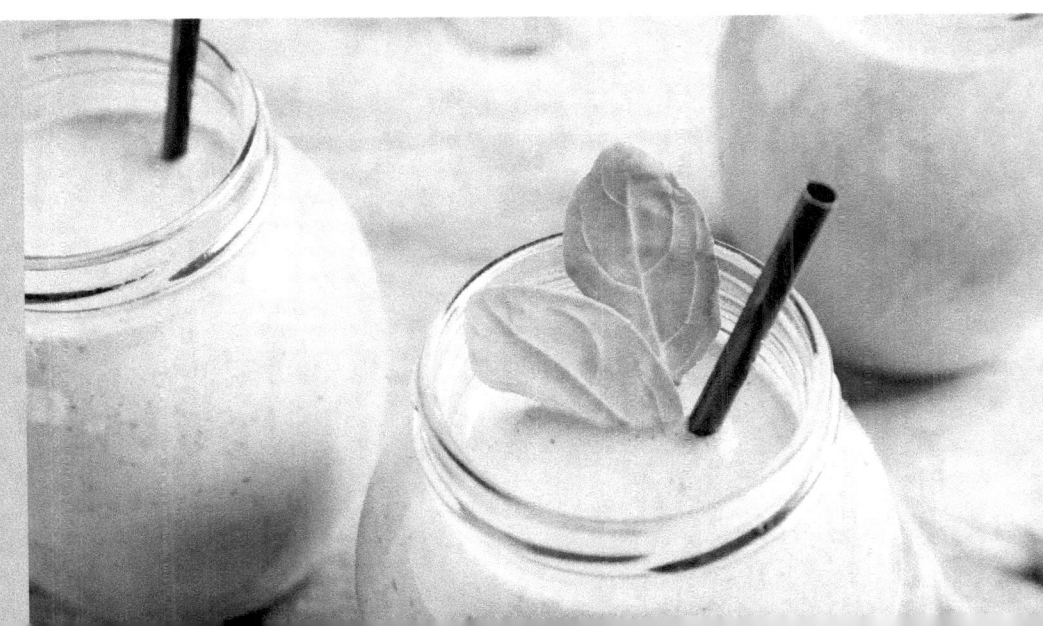

**Información Nutricional:**
Carbohidratos: 12 g
Fibra: 8 g
Carbohidratos Netos: 4 g
Proteína: 13 g
Grasa: 23 g
Calorías: 300

# Sándwich de Desayuno con Tocino, Huevos y Aguacate

**Tiempo de Preparación:**
15 minutos

**Tiempo de Cocción:**
10 minutos

**Porciones:** 2

**Nivel de Dificultad:** 1

**Costo:** $$

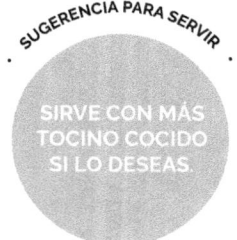

SUGERENCIA PARA SERVIR

SIRVE CON MÁS TOCINO COCIDO SI LO DESEAS.

## Ingredientes:

- 1 cucharada de mayonesa de aceite de aguacate
- 2 hojas de lechuga
- 1 rebanada de tomate
- 1 aguacate maduro deshuesado y partido por la mitad
- 1 huevo, frito
- 2 rebanadas de tocino cocido
- 1 cucharadita de semillas de sésamo negro (ajonjolí)
- Sal de mar al gusto

## Instrucciones:

1. Comienza añadiendo la mayonesa a una mitad del aguacate y cubre con la lechuga, el tomate, el huevo, el tocino cocido, y cubre con la otra mitad del aguacate.

2. Sazona con sal de mar y espolvoréalo con semillas de sésamo negro (ajonjolí).

**Información Nutricional:**
Carbohidratos: 12 g
Fibra: 7 g
Carbohidratos Netos: 5 g
Proteína: 12 g
Grasa: 33 g
Calorías: 380

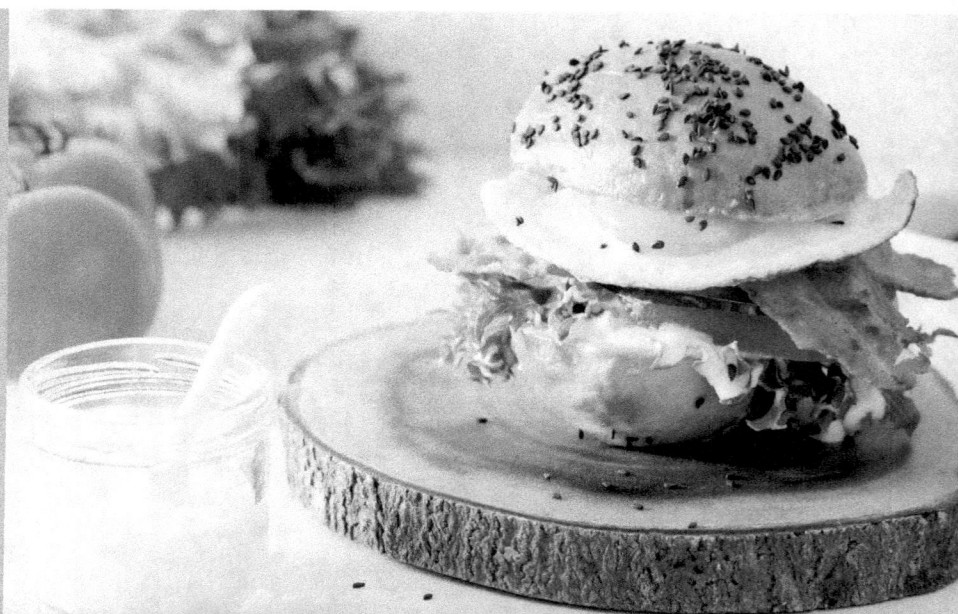

# Aguacate Envuelto en Tocino

**Tiempo de Preparación:**
15 minutos
**Tiempo de Cocción:**
10-12 minutos
**Porciones:** 4
**Nivel de Dificultad:** 1
**Costo:** $$

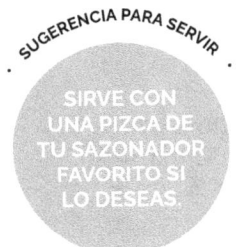

SUGERENCIA PARA SERVIR

SIRVE CON
UNA PIZCA DE
TU SAZONADOR
FAVORITO SI
LO DESEAS.

## Ingredientes:

- 2 aguacates maduros sin hueso y cortados en 16 rebanadas
- 8 rebanadas de tocino, cortadas por la mitad

## Instrucciones:

1. Comienza precalentando el horno a 425°F y forra una bandeja para hornear con papel pergamino.

2. Envuelve cada una de las rodajas de aguacate con el tocino y colócalas en la bandeja de horno forrada con pergamino.

3. Hornea durante 10-12 minutos o hasta que el tocino esté crujiente.

4. ¡Buen Provecho!

**Información Nutricional:**
Carbohidratos: 9 g
Fibra: 7 g
Carbohidratos Netos: 2 g
Proteina: 16 g
Grasa: 36 g
Calorias: 411

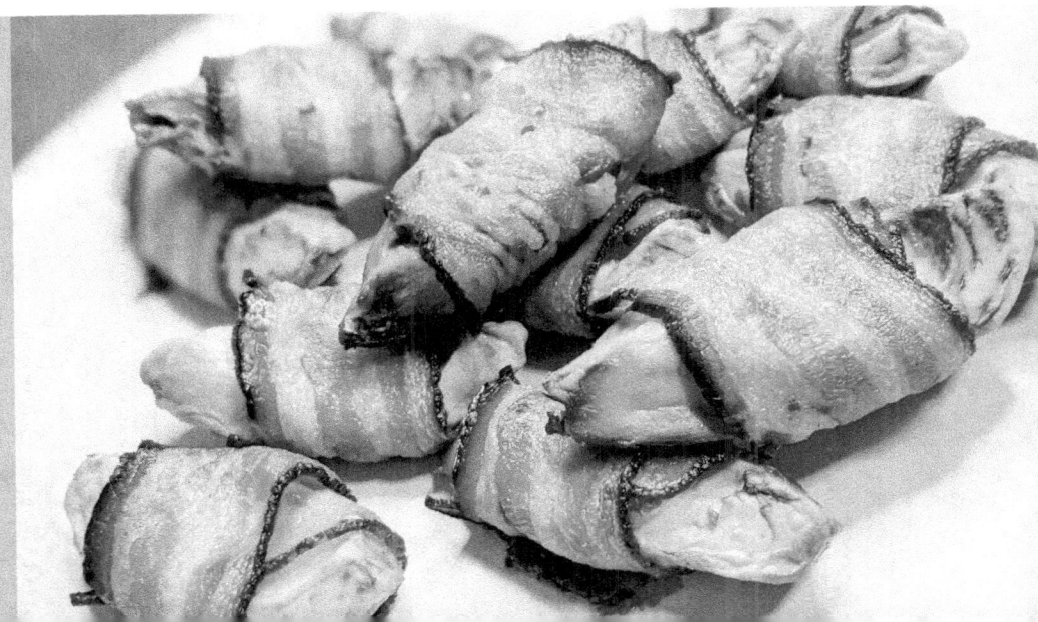

# Panqueques de Harina de Almendra y Coco

**Tiempo de Preparación:**
10 minutos
**Tiempo de Cocción:**
4-8 minutos
**Porciones:** 4
**Nivel de Dificultad:** 1
**Costo:** $$

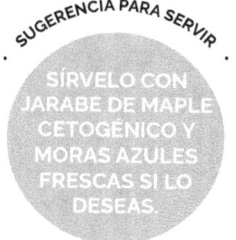

SUGERENCIA PARA SERVIR

SÍRVELO CON JARABE DE MAPLE CETOGÉNICO Y MORAS AZULES FRESCAS SI LO DESEAS.

## Ingredientes:

- 1 taza de harina de almendras
- 1 cucharadita de polvo para hornear
- ¼ de taza de leche de almendras sin azúcar
- 2 huevos
- 1 cucharada de aceite de coco, derretido
- 1 cucharadita de extracto de vainilla puro
- 1 cucharada de coco rallado sin azúcar
- Aceite de coco extra para cocinar
-

## Instrucciones:

1. Agrega todos los ingredientes a una licuadora, menos el coco rallado, y bate hasta que obtengas una mezcla homogénea.

2. Añade el aceite de coco extra a una sartén a fuego lento o medio y vierte aproximadamente ¼ de taza de la masa en la sartén. Cocina durante unos 2-4 minutos por cada lado.

3. Disfrútalos con un poco de coco rallado.

**Información Nutricional:**
Carbohidratos: 3 g
Fibra: 1 g
Carbohidratos Netos: 2 g
Proteína: 4 g
Grasa: 10 g
Calorías: 112

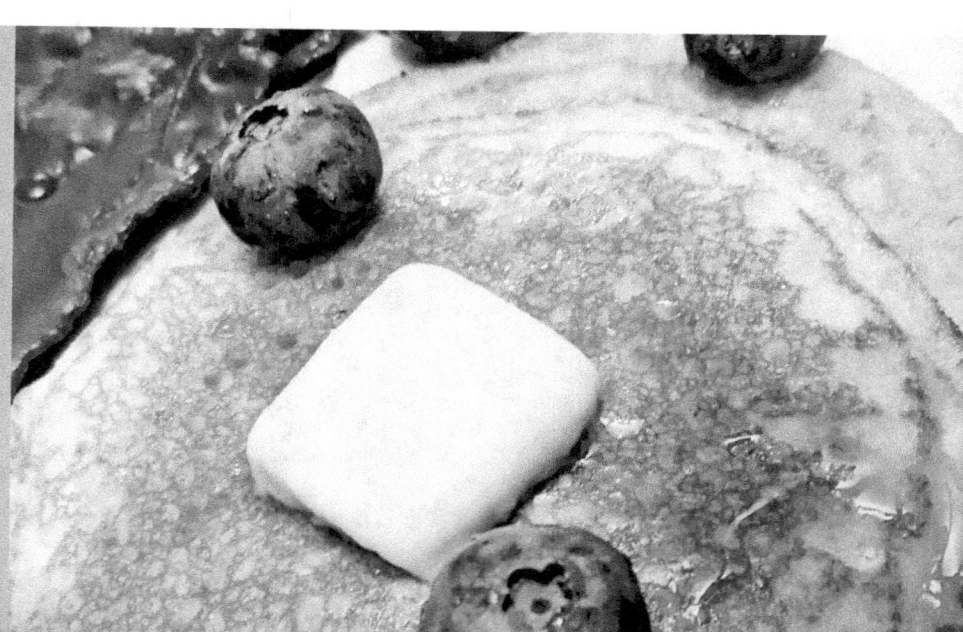

# Panqueques de Vainilla y Canela

**Tiempo de Preparación:**
10 minutos

**Tiempo de Cocción:**
4-8 minutos

**Porciones:** 4

**Nivel de Dificultad:** 1

**Costo:** $$

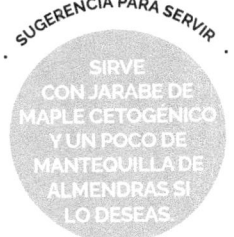

SUGERENCIA PARA SERVIR

SIRVE CON JARABE DE MAPLE CETOGÉNICO Y UN POCO DE MANTEQUILLA DE ALMENDRAS SI LO DESEAS.

## Ingredientes:

- 1 taza de harina de almendras
- 1 cucharadita de polvo para hornear
- ¼ de taza de leche de almendras sin azúcar
- 2 huevos
- 1 cucharada de aceite de coco, derretido
- 2 cucharaditas de extracto de vainilla puro
- 1 cucharadita de canela molida
- Aceite de coco extra para cocinar

## Instrucciones

1. Agrega todos los ingredientes a una licuadora y bátelos hasta que obtengas una consistencia homogénea.

2. Añade el aceite de coco extra a una sartén a fuego lento o medio y vierte aproximadamente ¼ de taza de la masa en la sartén. Cocina durante unos 2-4 minutos por cada lado.

3. ¡Buen Provecho!

**Información Nutricional:**

Carbohidratos: 3 g

Fibra: 1 g

Carbohidratos Netos: 2 g

Proteína: 4 g

Grasa: 9 g

Calorías: 112

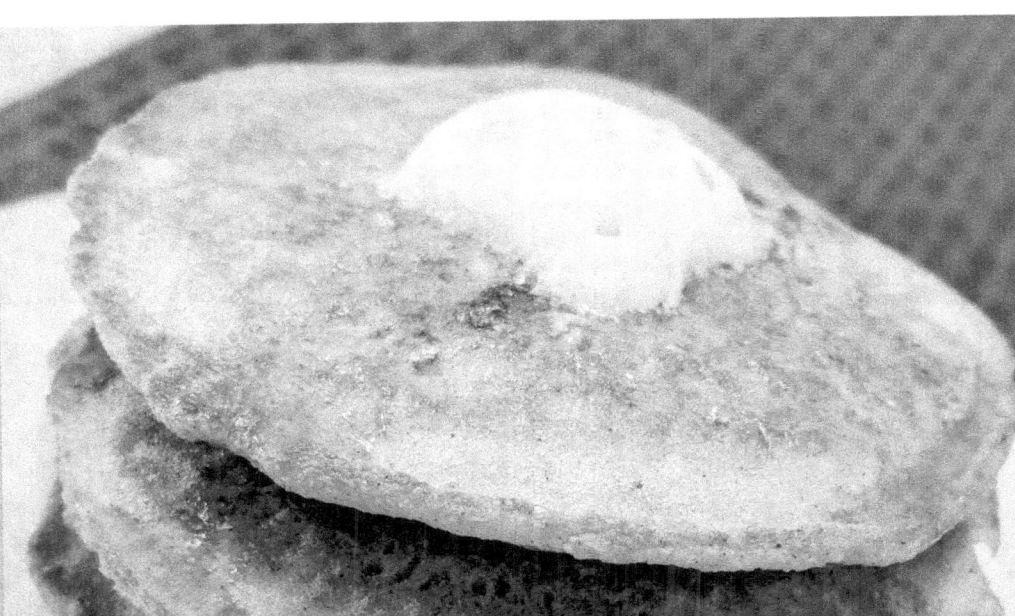

# Pudín de Chocolate y Frambuesa para el Desayuno

**Tiempo de Preparación:**
10 minutos + tiempo de enfriamiento

**Tiempo de Cocción:** 0 minutos

**Porciones:** 3

**Nivel de Dificultad:** 1

**Costo:** $$

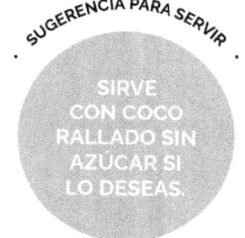

SUGERENCIA PARA SERVIR

SIRVE CON COCO RALLADO SIN AZÚCAR SI LO DESEAS.

## Ingredientes:

- 1 taza de leche de almendras sin azúcar
- ¼ de taza de semillas de chía
- 2 cucharadas de cacao en polvo sin azúcar
- 1 cucharadita de extracto de vainilla puro
- 1 cucharada de eritritol
- ½ taza de frambuesas frescas

## Instrucciones:

1. Comienza añadiendo la leche de almendras, las semillas de chía, el cacao en polvo, la vainilla y el eritritol a una batidora y bátelo todo hasta que la mezcla sea homogénea.

2. Pasa la mezcla a tarros de cristal tipo mason y ponla en el refrigerador durante toda la noche.

3. Antes de degustarlo, lo puedes cubrir con frambuesas frescas.

4. ¡Buen Provecho!

**Información Nutricional:**
Carbohidratos: 24 g
Fibra: 14 g
Carbohidratos Netos: 10 g
Proteína: 7 g
Grasa: 10 g
Calorías: 155

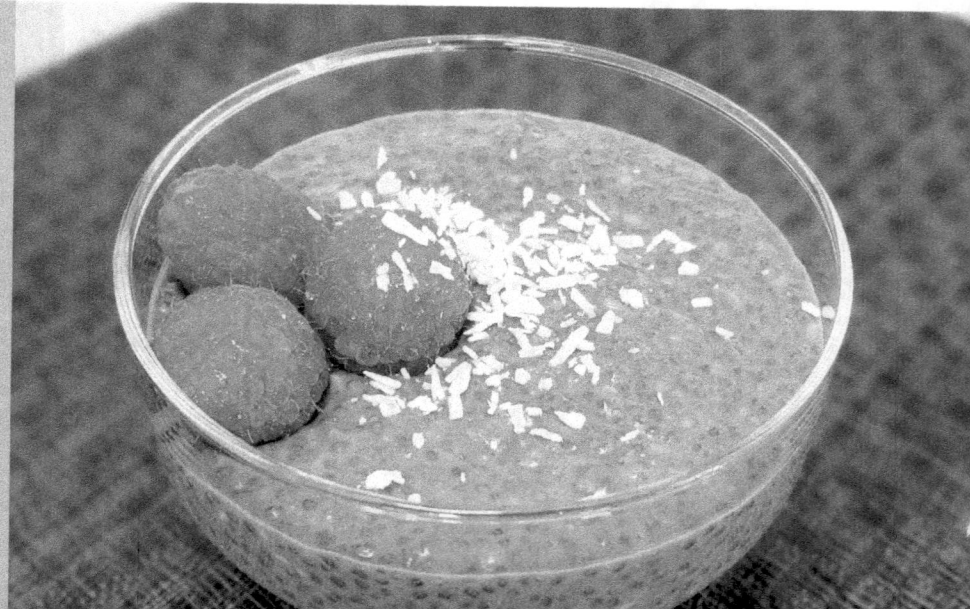

# Batido de Súper Alimentos con Moras Azules para el Desayuno

**Tiempo de Preparación:**
5 minutos
**Tiempo de Cocción:** 0 minutos
**Porciones:** 2
**Nivel de Dificultad:** 1
**Costo:** $$

## Ingredientes:

- 1 taza de leche de almendras sin azúcar
- ½ taza de moras azules congeladas
- 1 taza de espinacas
- 1 taza de col rizada
- 1 cucharada de semillas de chía
- 1 cucharada de mantequilla de coco
- 1 cucharadita de extracto de vainilla puro

## Instrucciones:

1. Agrega todos los ingredientes a una licuadora y bátelos hasta que obtengas una consistencia homogénea.

2. ¡Disfruta de inmediato!

SUGERENCIA PARA SERVIR

SI LO DESEAS, CAMBIA LAS MORAS AZULES POR ZARZAMORAS.

**Información Nutricional:**
Carbohidratos: 18 g
Fibra: 8 g
Carbohidratos Netos: 10 g
Proteína: 5 g
Grasa: 13 g
Calorías: 195

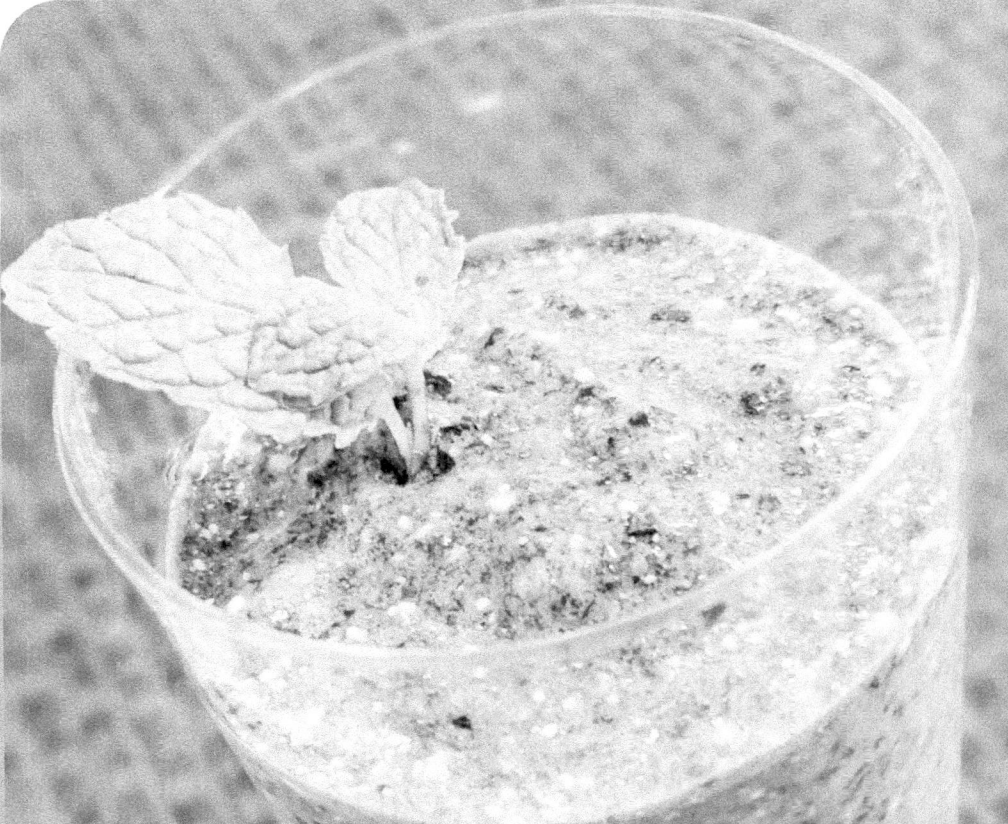

# Yogur de Proteína con Coco y Vainilla

**Tiempo de Preparación:**
5 minutos
**Tiempo de Cocción:** 0 minutos
**Porciones:** 1
**Nivel de Dificultad:** 1
**Costo:** $$

### Ingredientes:

- 1 taza de yogur de leche de coco sin azúcar
- 5 gotas de estevia líquida sabor vainilla (o 1 porción de acuerdo con las instrucciones del envase)
- 1 medida de péptidos de colágeno
- 1 cucharadita de extracto de vainilla puro

### Instrucciones:

1. Agrega todos los ingredientes a un tazón y mézclalos hasta integrarlos bien.

2. ¡Disfruta de inmediato!

**SUGERENCIA PARA SERVIR**

CUBRE CON MORAS AZULES, TROCITOS DE CACAO SIN PROCESAR Y COCO RALLADO SIN AZÚCAR SI LO DESEAS.

**Información Nutricional:**
Carbohidratos: 7 g
Fibra: 4 g
Carbohidratos Netos: 3 g
Proteína: 9 g
Grasa: 4 g
Calorías: 98

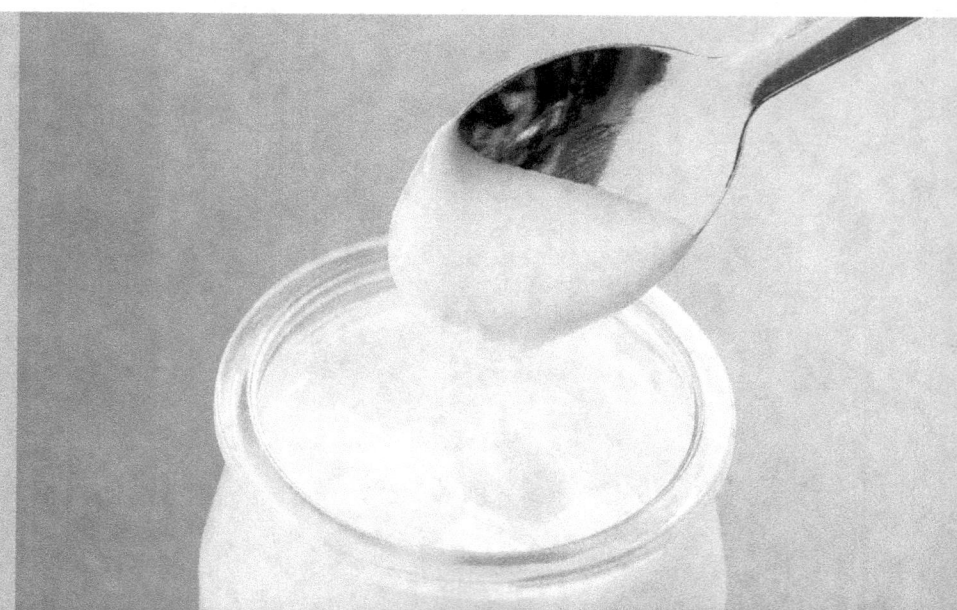

# Bombas de Grasa de Chocolate para el Desayuno

**Tiempo de Preparación:**
15 minutos + tiempo de enfriamiento

**Tiempo de Cocción:** 0 minutos

**Porciones:** 10 (1 bomba de grasa por porción)

**Nivel de Dificultad:** 1

**Costo:** $$

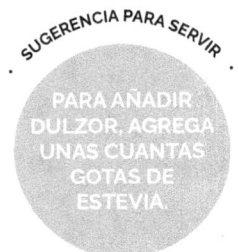

**SUGERENCIA PARA SERVIR**

PARA AÑADIR DULZOR, AGREGA UNAS CUANTAS GOTAS DE ESTEVIA.

## Ingredientes:

- 1 taza de anacardos sin tostar
- 1 cucharada de coco rallado sin azúcar
- ¼ de taza de cacao en polvo sin azúcar
- 1 taza de mantequilla de almendras
- 1 cucharadita de extracto de vainilla puro
- ½ cucharadita de sal de ma·
- Agua según sea necesario

## Instrucciones:

1. Comienza añadiendo los anacardos, el coco rallado y el cacao en polvo a una batidora de alta velocidad o a un procesador de alimentos y pulsa durante 20 segundos.

2. Añade el resto de los ingredientes junto con dos cucharadas de agua para empezar. Bate hasta que la mezcla se integre, añadiendo más agua si es necesario.

3. Pasa la mezcla a un tazón y métela en el refrigerador durante 20 minutos antes de formar bolitas del tamaño de un bocado.

4. Guárdalas en el refrigerador hasta que estén listas para ser disfrutadas.

**Información Nutricional:**
Carbohidratos: 14 g
Fibra: 4 g
Carbohidratos Netos: 10 g
Proteína: 8 g
Grasa: 23 g
Calorías: 260

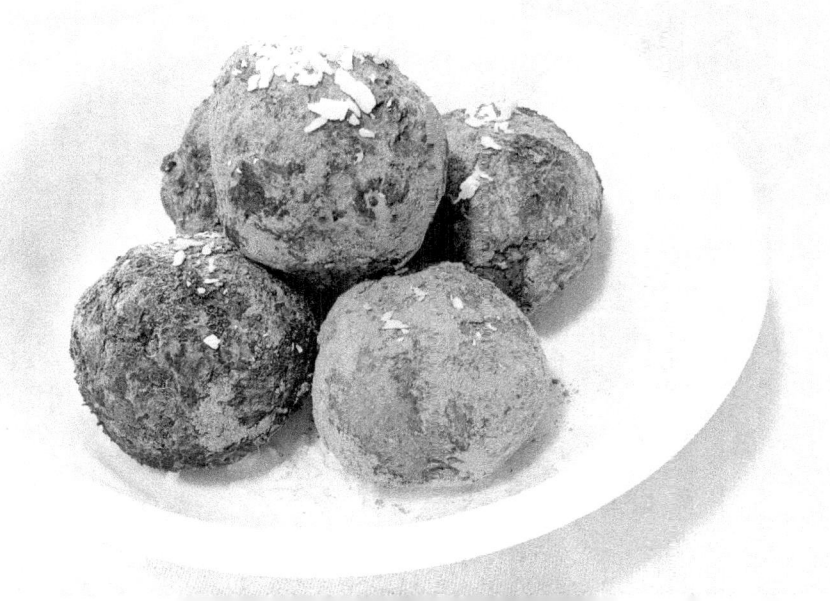

# Bocados Energéticos Decadentes de Chocolate y Coco para el Desayuno

**Tiempo de Preparación:**
15 minutos + tiempo de enfriamiento

**Tiempo de Cocción:** 0 minutos

**Porciones:** 12 (1 bomba de grasa por porción)

**Nivel de Dificultad:** 1

**Costo:** $$

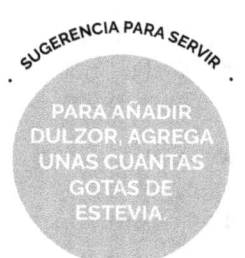

SUGERENCIA PARA SERVIR

PARA AÑADIR DULZOR, AGREGA UNAS CUANTAS GOTAS DE ESTEVIA.

## Ingredientes:

- 1 taza de anacardos sin tostar
- 1 taza de mantequilla de coco
- ¼ de taza de cacao en polvo sin azúcar + un poco más para espolvorear
- 1 cucharadita de extracto de vainilla puro
- ½ cucharadita de sal de mar
- Agua según sea necesario

## Instrucciones:

1. Comienza añadiendo los anacardos y el cacao en polvo a una batidora de alta velocidad o a un procesador de alimentos y pulsa durante 20 segundos.

2. Añade el resto de los ingredientes (menos el cacao en polvo extra) junto con dos cucharadas de agua para empezar. Bate hasta que la mezcla se integre, añadiendo más agua si es necesario.

3. Pasa la mezcla a un tazón y métela en el refrigerador durante 20 minutos antes de formar bolitas del tamaño de un bocado y revolcarlas en el cacao en polvo adicional.

4. Guárdalas en el refrigerador hasta que estén listas para ser disfrutadas.

**Información Nutricional:**
Carbohidratos: 16 g
Fibra: 9 g
Carbohidratos Netos: 7 g
Proteína: 6 g
Grasa: 31 g
Calorías: 331

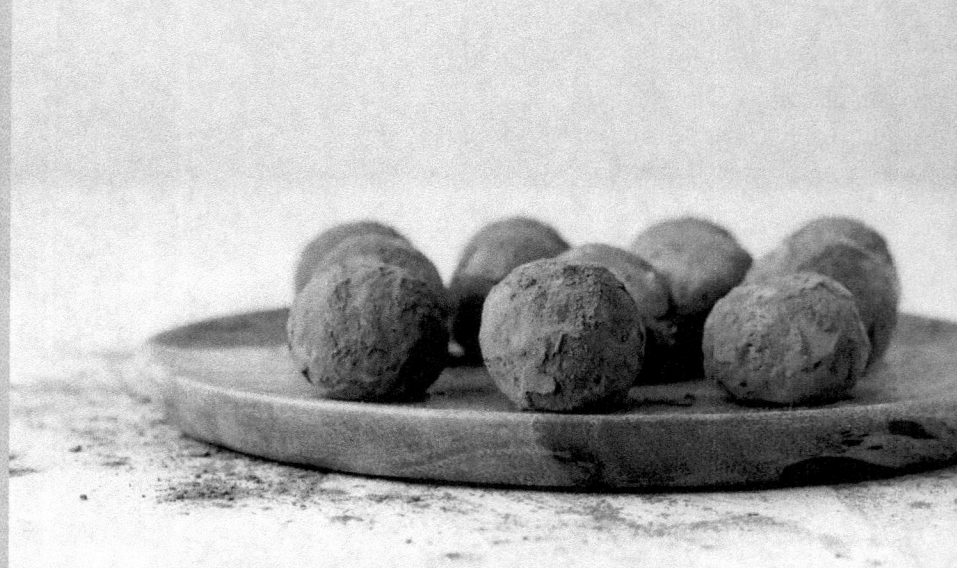

# Almuerzo

# Sopa Cremosa de Zanahoria

**Tiempo de Preparación:**
10 minutos
**Tiempo de Cocción:**
25 minutos
**Porciones:** 4
**Nivel de Dificultad:** 1
**Costo:** $$

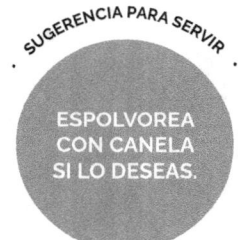

SUGERENCIA PARA SERVIR

ESPOLVOREA
CON CANELA
SI LO DESEAS.

## Ingredientes:

- 6 zanahorias peladas, lavadas y picadas
- 1 cebolla amarilla dulce, picada
- 2 dientes de ajo, picados
- 5 tazas de caldo de verduras
- 1 taza de leche de coco entera sin azúcar
- Sal de mar y pimienta al gusto
- Aceite de coco para cocinar

## Instrucciones:

1. Comienza calentando una olla grande a fuego medio con aceite de coco, luego agrega las zanahorias, la cebolla y el ajo. Saltea alrededor de 5 minutos.

2. Añade el caldo de verduras y llévalo a ebullición. Reduce el fuego a un hervor a fuego lento y cocina durante unos 20 minutos.

3. Retira del fuego y añade la leche de coco, la sal y la pimienta. Utilizando una batidora de inmersión, licua hasta que la mezcla sea homogénea o bate en una batidora.

4. Sirve en un tazón ¡y disfrútala!

**Información Nutricional:**
Carbohidratos: 14 g
Fibra: 3 g
Carbohidratos Netos: 11 g
Proteína: 8 g
Grasa: 5 g
Calorías: 129

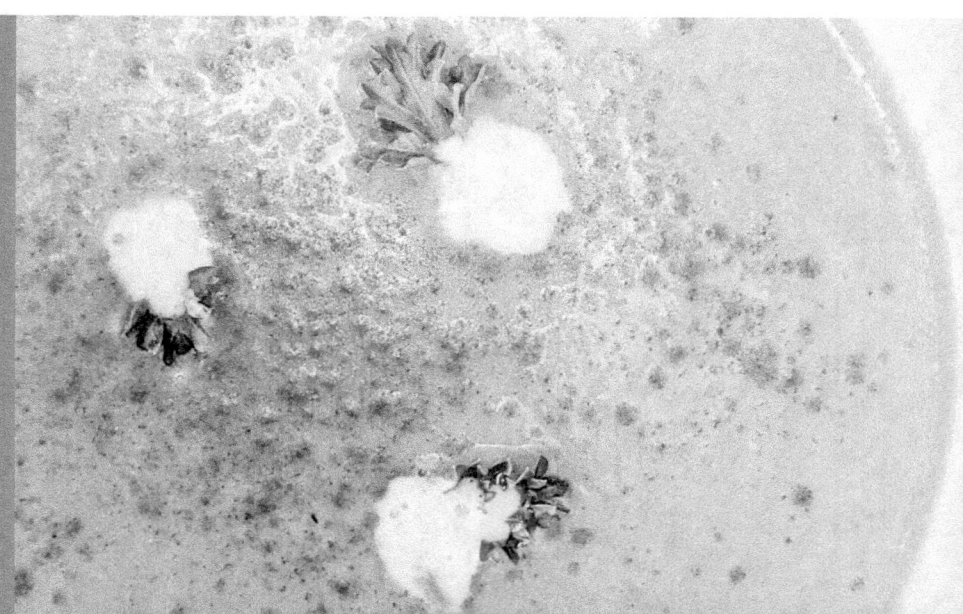

# Sopa Cremosa de Brócoli con Coco

**Tiempo de Preparación:**
10 minutos
**Tiempo de Cocción:**
25 minutos
**Porciones:** 4
**Nivel de Dificultad:** 1
**Costo:** $$

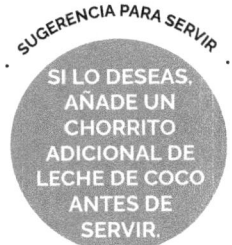

SUGERENCIA PARA SERVIR

SI LO DESEAS, AÑADE UN CHORRITO ADICIONAL DE LECHE DE COCO ANTES DE SERVIR.

## Ingredientes:

- 2 tazas de floretes de brócoli
- 1 cebolla amarilla dulce, picada
- 2 dientes de ajo, picados
- 5 tazas de caldo de pollo
- 1 taza de leche de coco entera sin azúcar
- Sal de mar y pimienta al gusto
- Aceite de coco para cocinar

## Instrucciones:

1. Comienza calentando una olla grande a fuego medio con aceite de coco, luego añade los floretes de brócoli, la cebolla y el ajo. Saltea alrededor de 5 minutos.

2. Añade el caldo de pollo y llévalo a ebullición. Reduce el fuego a un hervor a fuego lento y cocina durante unos 20 minutos.

3. Retira del fuego y añade la leche de coco, la sal y la pimienta. Utilizando una batidora de inmersión, licua hasta que la mezcla sea homogénea o bate en una batidora.

4. Sirve en un tazón iy disfrútala!

**Información Nutricional:**
Carbohidratos: 8 g
Fibra: 2 g
Carbohidratos Netos: 6 g
Proteína: 8 g
Grasa: 5 g
Calorías: 107

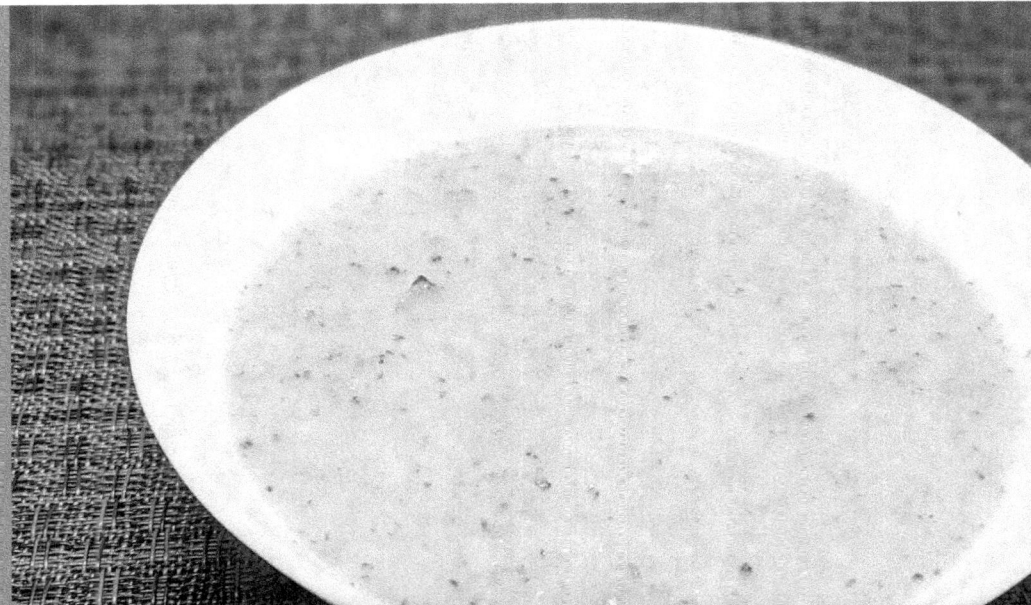

# Sopa de Ajo Asado y Brócoli

**Tiempo de Preparación:**
10 minutos
**Tiempo de Cocción:**
25 minutos
**Porciones:** 4
**Nivel de Dificultad:** 1
**Costo:** $$

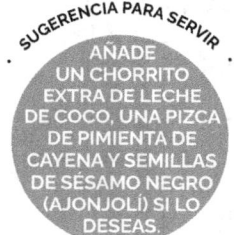

SUGERENCIA PARA SERVIR

AÑADE UN CHORRITO EXTRA DE LECHE DE COCO, UNA PIZCA DE PIMIENTA DE CAYENA Y SEMILLAS DE SÉSAMO NEGRO (AJONJOLÍ) SI LO DESEAS.

## Ingredientes:

- 2 tazas de floretes de brócoli
- 1 cebolla amarilla dulce, picada
- 1 cabeza de ajo, asada
- 5 tazas de caldo de pollo
- 1 taza de leche de coco entera
- sin azúcar
- 1 hoja de laurel
- Sal de mar y pimienta al gusto
- Aceite de coco para cocinar

## Instrucciones:

1. Comienza calentando una olla grande a fuego medio con aceite de coco, luego añade los floretes de brócoli y la cebolla. Saltea alrededor de 5 minutos.

2. Añade el caldo de pollo, los dientes de ajo asados y la hoja de laurel. Lleva esta mezcla a ebullición. Reduce el fuego a un hervor a fuego lento y cocina durante unos 20 minutos.

3. Retira del fuego y saca la hoja de laurel. Agrega la leche de coco, la sal y la pimienta. Utilizando una batidora de inmersión, licua hasta que la mezcla sea homogénea o bate en una batidora.

4. Sirve en un tazón ¡y disfrútala!

**Información Nutricional:**
Carbohidratos: 10 g
Fibra: 2 g
Carbohidratos Netos: 8 g
Proteína: 8 g
Grasa: 5 g
Calorías: 116

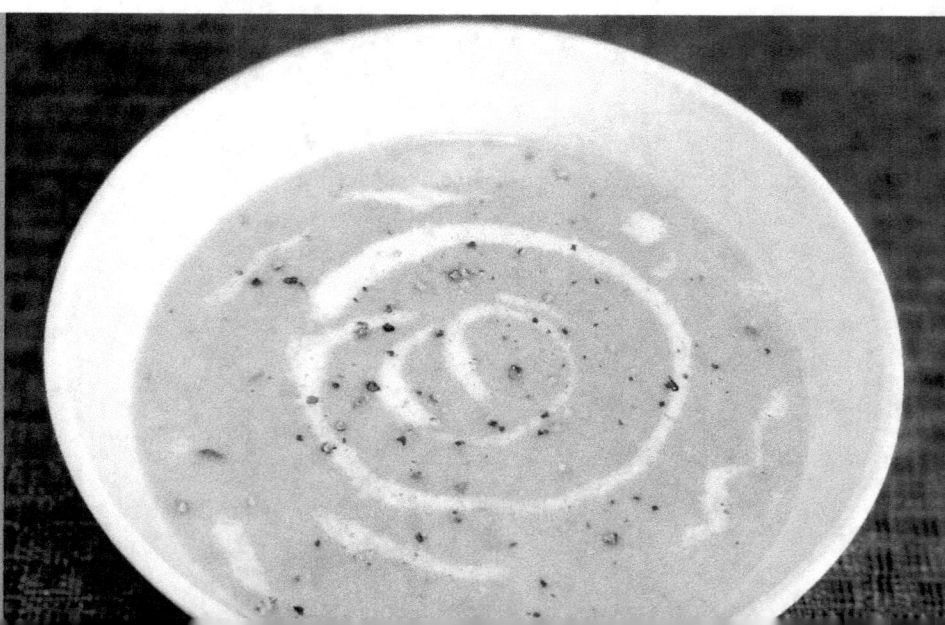

# Sopa de Tomate Sencilla

**Tiempo de Preparación:**
10 minutos
**Tiempo de Cocción:**
25 minutos
**Porciones:** 4
**Nivel de Dificultad:** 1
**Costo:** $$

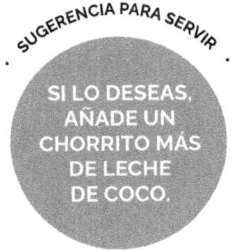

SUGERENCIA PARA SERVIR

SI LO DESEAS, AÑADE UN CHORRITO MÁS DE LECHE DE COCO.

## Ingredientes:

- 2 dientes de ajo, picados
- 1 cebolla amarilla, picada
- 1 lata de tomates cortados en cubitos (14.5 onzas)
- 3 tazas de caldo de pollo
- 1 cucharada de romero fresco, picado
- 1 taza de leche de coco entera sin azúcar
- Sal de mar y pimienta al gusto
- Aceite de coco para cocinar

## Instrucciones:

1. Comienza calentando una olla grande a fuego medio con aceite de coco, luego añade el ajo y la cebolla. Saltea alrededor de 5 minutos.

2. Añade los tomates cortados en cubos, el caldo de pollo y el romero y lleva a ebullición. Reduce el fuego a un hervor a fuego lento y cocina durante unos 20 minutos.

3. Retira del fuego y añade la leche de coco, la sal y la pimienta. Utilizando una batidora de inmersión, licua hasta que la mezcla sea homogénea o bate en una batidora.

4. Sirve en un tazón ¡y disfrútala!

**Información Nutricional:**
Carbohidratos: 7 g
Fibra: 2 g
Carbohidratos Netos: 5 g
Proteína: 4 g
Grasa: 4 g
Calorías: 85

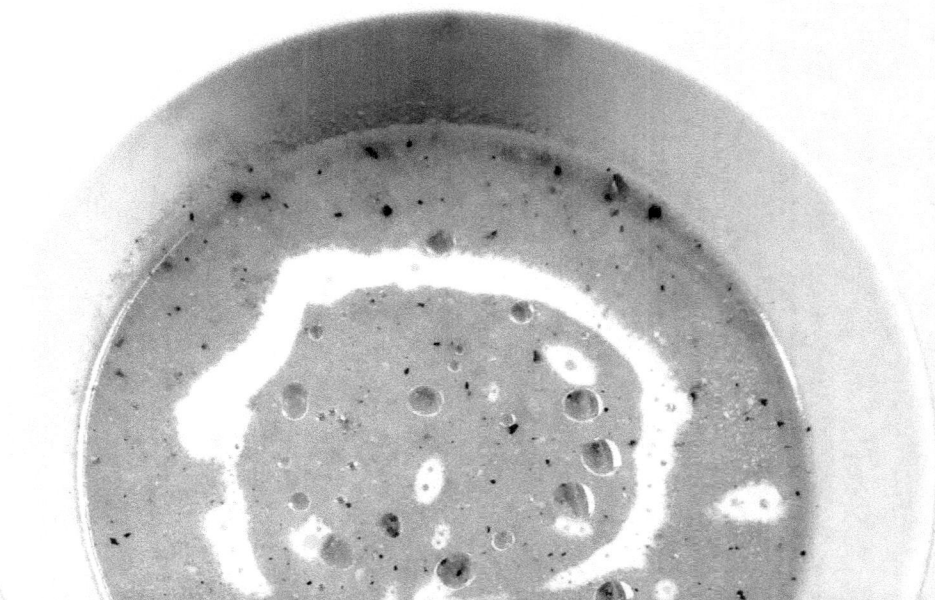

# Sopa de Puerros y Cebolla

**Tiempo de Preparación:**
10 minutos

**Tiempo de Cocción:**
25 minutos

**Porciones:** 4

**Nivel de Dificultad:** 1

**Costo:** $$

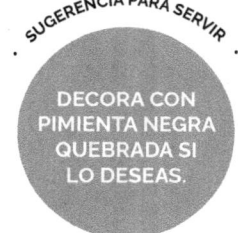

SUGERENCIA PARA SERVIR

DECORA CON
PIMIENTA NEGRA
QUEBRADA SI
LO DESEAS.

## Ingredientes:

- 2 dientes de ajo, picados
- 1 chalota, picada
- 1 puerro lavado y picado
- 4 tazas de caldo de pollo
- 1 cucharada de tomillo fresco, picado
- 1 hoja de laurel
- 1 taza de leche de coco entera sin azúcar
- Sal de mar y pimienta al gusto
- Aceite de coco para cocinar

## Instrucciones:

1. Comienza calentando una olla grande a fuego medio con aceite de coco, luego añade el ajo, la chalota y el puerro. Saltea alrededor de 5 minutos.

2. Añade el caldo de pollo, el tomillo y la hoja de laurel, y lleva a ebullición. Reduce el fuego a un hervor a fuego lento y cocina durante unos 20 minutos.

3. Retira del fuego, saca la hoja de laurel, añade la leche de coco, sal y pimienta. Utilizando una batidora de inmersión, licua hasta que la mezcla sea homogénea o bate en una batidora.

4. Sirve en un tazón ¡y disfrútala!

**Información Nutricional:**
Carbohidratos: 6 g
Fibra: 1 g
Carbohidratos Netos: 5 g
Proteína: 6 g
Grasa: 5 g
Calorías: 90

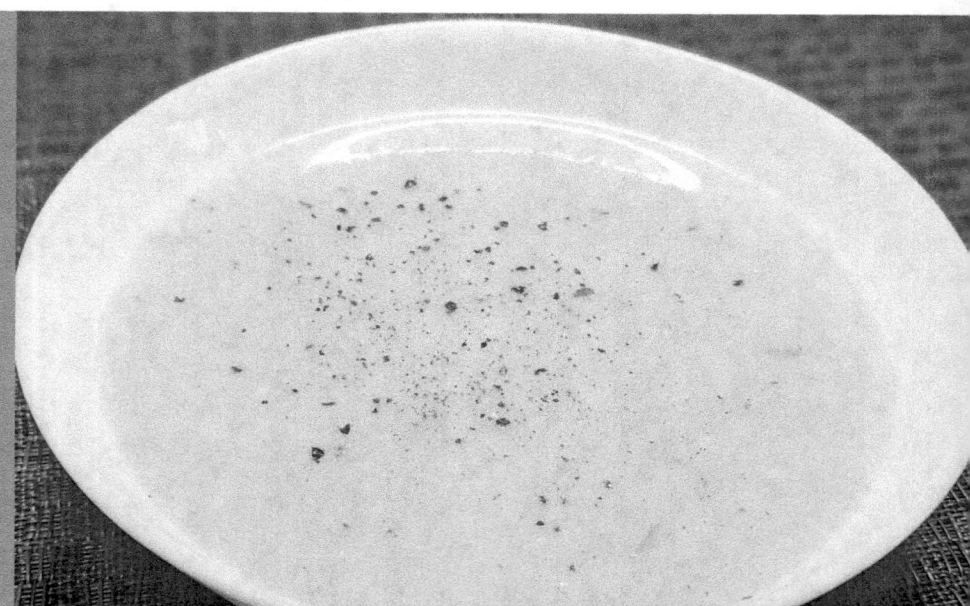

# Huevos Estrellados con Pimientos y Cebollas

**Tiempo de Preparación:**
10 minutos
**Tiempo de Cocción:**
25 minutos
**Porciones:** 2
**Nivel de Dificultad:** 1
**Costo:** $$

SUGERENCIA PARA SERVIR

DECORA CON ALBAHACA FRESCA.

## Ingredientes:

- ½ pimiento morrón rojo, picado
- ¼ cebolla roja, picada
- ½ taza de floretes de brócoli
- 2 salchichas de pollo, cocidas y rebanadas
- 2 huevos
- Aceite de coco para cocinar

## Instrucciones:

1. Comienza calentando una sartén grande a fuego medio con aceite de coco. Añade el pimiento morrón, la cebolla, el brócoli y la salchicha de pollo y cocina aproximadamente 7 minutos o hasta que las verduras estén blandas.

2. Rompe los huevos en la sartén y cocínalos a tu gusto

3. ¡Buen Provecho!

**Información Nutricional:**
Carbohidratos: 11 g
Fibra: 1 g
Carbohidratos Netos: 10 g
Proteína: 18 g
Grasa: 17 g
Calorías: 264

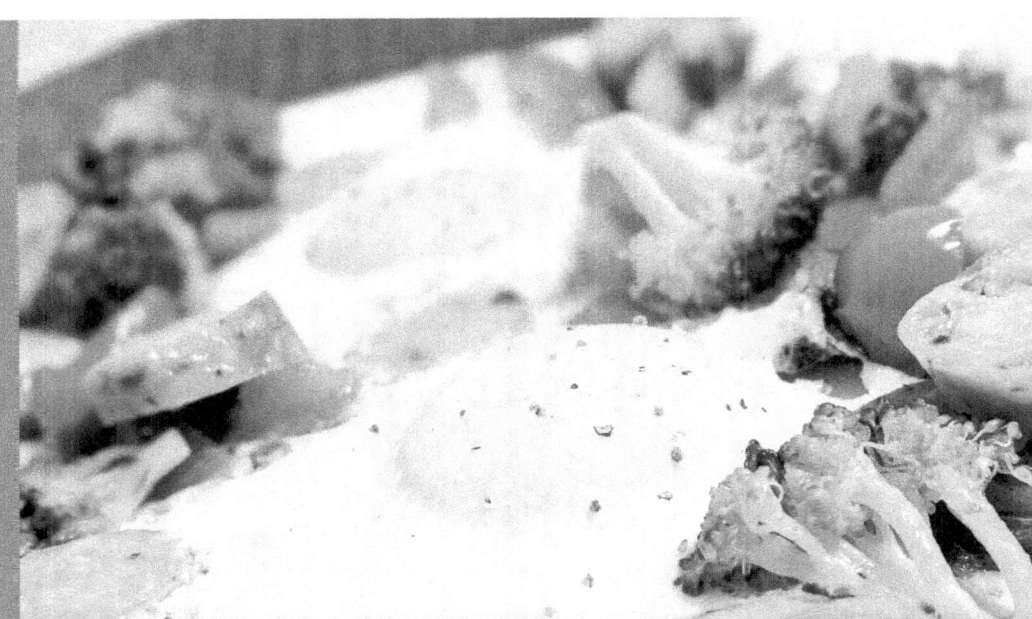

# "Pizza" de Huevo

**Tiempo de Preparación:**
5 minutos
**Tiempo de Cocción:** 7 minutos
**Porciones:** 3
**Nivel de Dificultad:** 1
**Costo:** $$

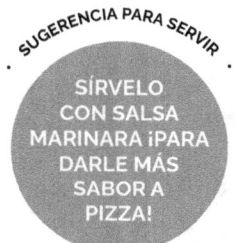

SUGERENCIA PARA SERVIR

SÍRVELO CON SALSA MARINARA ¡PARA DARLE MÁS SABOR A PIZZA!

## Ingredientes:

- 3 huevos
- 1 diente de ajo, picado
- 1 cebolla roja, finamente rebanada
- 4 tomates cherry, cortados por la mitad
- 1 cucharada de perejil fresco, picado
- ½ cucharadita de sal de mar
- 1 aguacate, rebanado por porción
- Aceite de coco para cocinar

## Instrucciones:

1. Comienza calentando una sartén mediana a fuego medio con el aceite de coco.

2. Añade los huevos a un tazón y bátelos bien.

3. Vierte los huevos en la sartén y añade la cebolla, los tomates y el perejil.

4. Cocinar aproximadamente 7 minutos o hasta que los huevos estén cocidos y en su punto.

5. Sirve con aguacate rebanado.

6. ¡Buen Provecho!

**Información Nutricional:**
Carbohidratos: 16 g
Fibra: 7 g
Carbohidratos Netos: 9 g
Proteína: 9 g
Grasa: 18 g
Calorías: 246

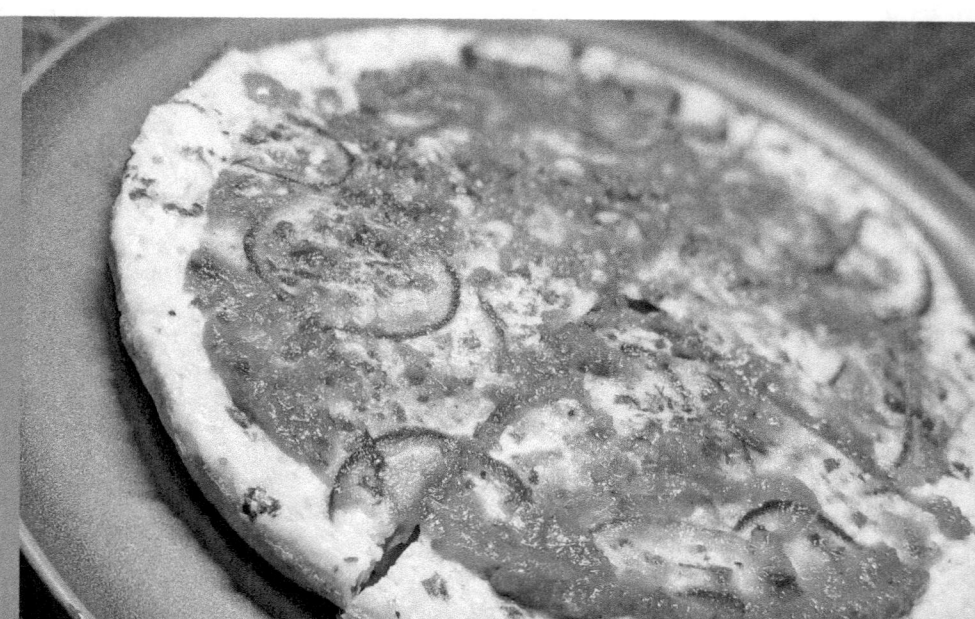

# Pimientos Rellenos de Carne de Res

**Tiempo de Preparación:**
15 minutos
**Tiempo de Cocción:**
15-20minutos
**Porciones:** 6
**Nivel de Dificultad:** 2
**Costo:** $$

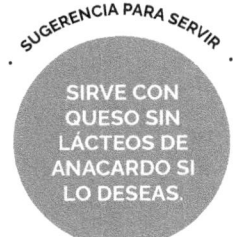

SUGERENCIA PARA SERVIR

SIRVE CON QUESO SIN LÁCTEOS DE ANACARDO SI LO DESEAS.

## Ingredientes:

- 1 lb carne de res molida, cocinada
- 2 dientes de ajo, picados
- 1 cebolla amarilla, picada
- ¼ de taza de maíz
- 1 cucharadita de comino
- 1 cucharadita de orégano
- 1 cucharadita de sal de mar

- 1 pimento morrón rojo, sin semillas y cortado por la mitad
- 1 pimiento morrón naranja, sin semillas y cortado por la mitad
- 1 pimiento morrón verde sin semillas y cortado por la mitad
- cilantro fresco para servir
- 2 aguacates, rebanados para servir

## Instrucciones:

1. Comienza precalentando el horno a 350°F y forra una bandeja para hornear con papel pergamino.

2. Añade la carne de res cocida, el ajo, la cebolla, el maíz el comino, el orégano y la sal a un tazón y mezcla bien.

3. Rellena cada mitad de pimiento morrón con la mezcla

4. Hornea durante 15-20 minutos.

5. Adorna con cilantro fresco y sirve con aguacate fresco.

6. ¡Buen Provecho!

**Información Nutricional:**
Carbohidratos: 10 g
Fibra: 6 g
Carbohidratos Netos: 4 g
Proteína: 25 g
Grasa: 18 g
Calorías: 298

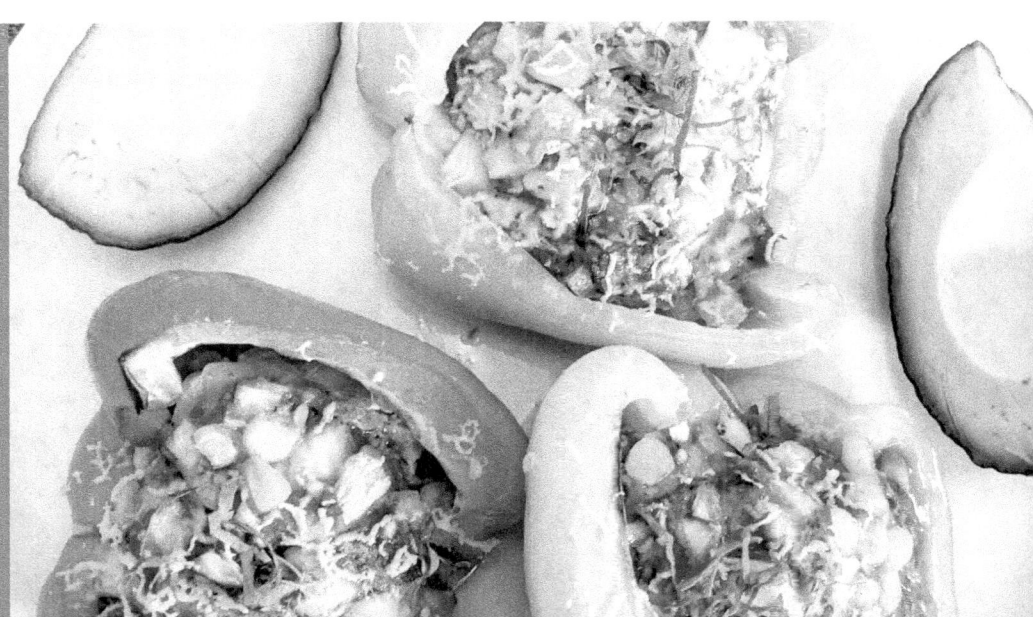

# Scampi de Camarones con Calabacín al Ajo y Hierbas

**Tiempo de Preparación:**
10 minutos
**Tiempo de Cocción:**
3-5 minutos
**Porciones: 2**
**Nivel de Dificultad: 2**
**Costo: $$**

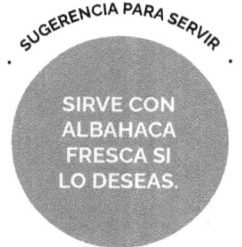

SUGERENCIA PARA SERVIR

SIRVE CON ALBAHACA FRESCA SI LO DESEAS.

## Ingredientes:

- 8 camarones, cocidos
- 2 calabacines, cortados en espiral
- 4 cucharadas de aceite de oliva
- 2 dientes de ajo, picados
- 1 cucharada de chalota, picada
- 1 cucharadita de cebolla en polvo
- 1 cucharadita de sazonador italiano
- 2 tomates cherry, cortados por la mitad

## Instrucciones:

1. Comienza añadiendo el calabacín en espiral a una sartén con el aceite de oliva y el resto de los ingredientes. Mezcla bien y cocina durante 3-5 minutos.

2. Sirve con los camarones cocidos.

3. ¡Buen Provecho!

**Información Nutricional:**
Carbohidratos: 15 g
Fibra: 3 g
Carbohidratos Netos: 12 g
Proteína: 24 g
Grasa: 31 g
Calorías: 415

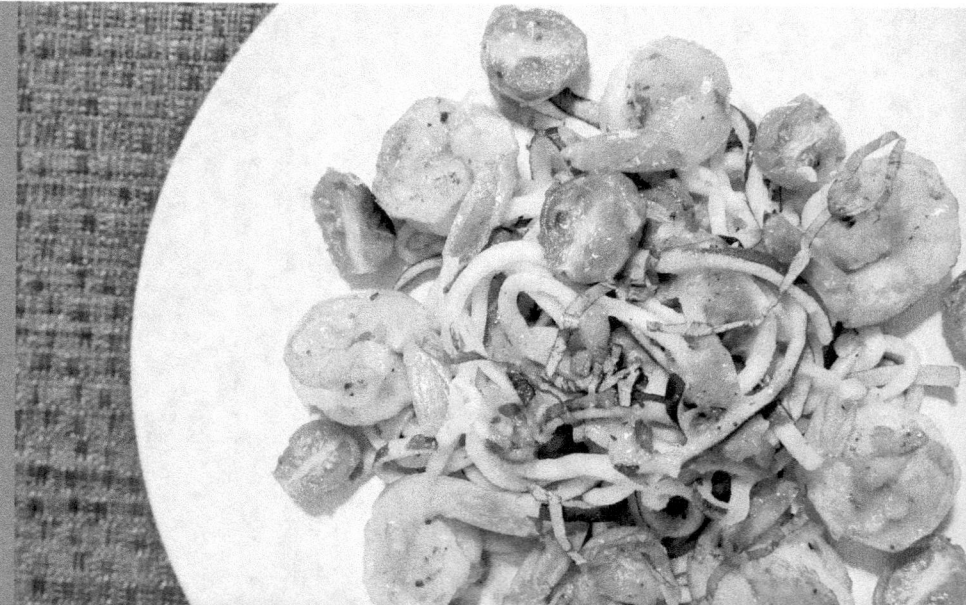

# Ensalada de Atún con Súper Alimentos Repletos de Proteínas

**Tiempo de Preparación:**
10 minutos
**Tiempo de Cocción:** 0 minutos
**Porciones:** 2
**Nivel de Dificultad:** 1
**Costo:** $$

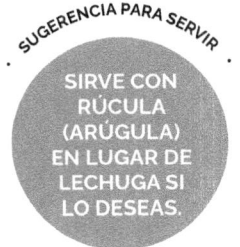

· SUGERENCIA PARA SERVIR ·

SIRVE CON RÚCULA (ARÚGULA) EN LUGAR DE LECHUGA SI LO DESEAS.

## Ingredientes:

- 1 taza de lechuga romana
- 1 lata de atún
- 1 cebolla roja pequeña, finamente rebanada
- 2 huevos duros
- 1 aguacate, rebanado
- 1 pimiento morrón rojo, sin semillas, rebanado
- 1 cucharada de aceite de oliva
- 1 cucharada de vinagre balsamico
- Sal de mar y pimienta al gusto

## Instrucciones:

1. Monta la ensalada añadiendo la lechuga en la base de un platón y cubra con el atún, la cebolla roja, el huevo duro, el aguacate y el pimiento morrón.

2. Rocía la mezcla con el aceite de oliva y el vinagre balsámico.

3. Sazona con sal y pimienta.

4. ¡Buen Provecho!

**Información Nutricional:**
Carbohidratos: 15 g
Fibra: 8 g
Carbohidratos Netos: 7 g
Proteína: 32 g
Grasa: 38 g
Calorías: 521

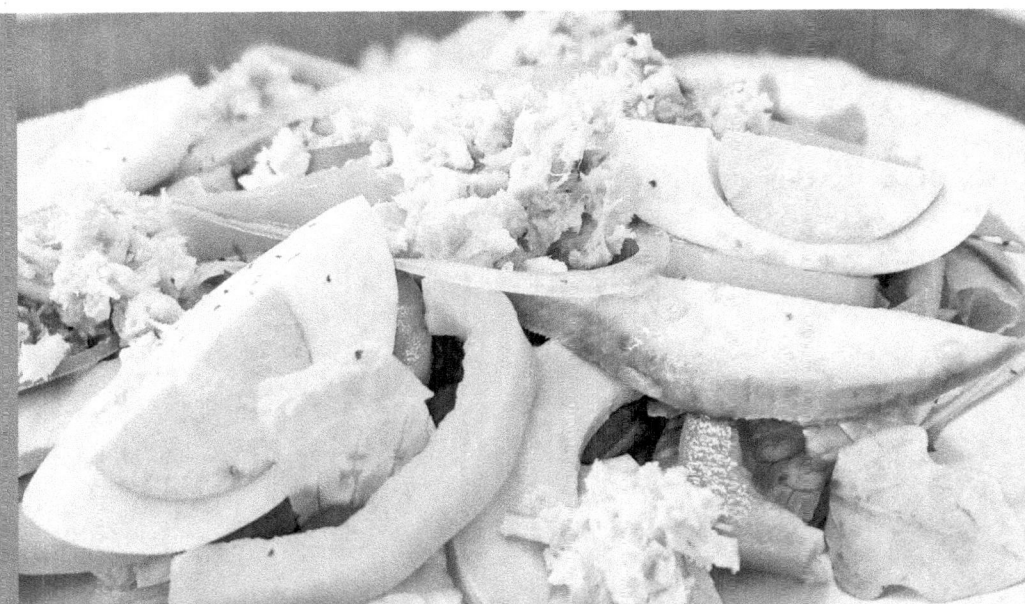

# Ensalada César de Col Rizada

**Tiempo de Preparación:**
10 minutos
**Tiempo de Cocción:** 0 minutos
**Porciones:** 2
**Nivel de Dificultad:** 1
**Costo:** $$

SUGERENCIA PARA SERVIR

SIRVE CON POLLO ASADO PARA AÑADIR PROTEÍNAS SI LO DESEAS.

## Ingredientes:

- 2 tazas de lechuga romana
- 1 aguacate, cortado en cubos
- ¼ de taza de almendras fileteadas
- 1 cucharada de aceite de oliva
- 1 cucharada de jugo de limón recién exprimido
- 1 cucharadita de mostaza Dijon
- ½ cucharadita de ajo en polvo
- Sal de mar y pimienta al gusto

## Instrucciones:

1. Monta la ensalada añadiendo la lechuga en la base de un platón, luego el aguacate y las almendras.

2. Añade el aceite de oliva, el jugo de limón, la mostaza Dijon, el ajo en polvo, la sal y la pimienta en un tazón y bate.

3. Rocía el aderezo sobre la ensalada.

4. ¡Buen Provecho!

**Información Nutricional:**
Carbohidratos: 14 g
Fibra: 9 g
Carbohidratos Netos: 5 g
Proteína: 5 g
Grasa: 33 g
Calorías: 347

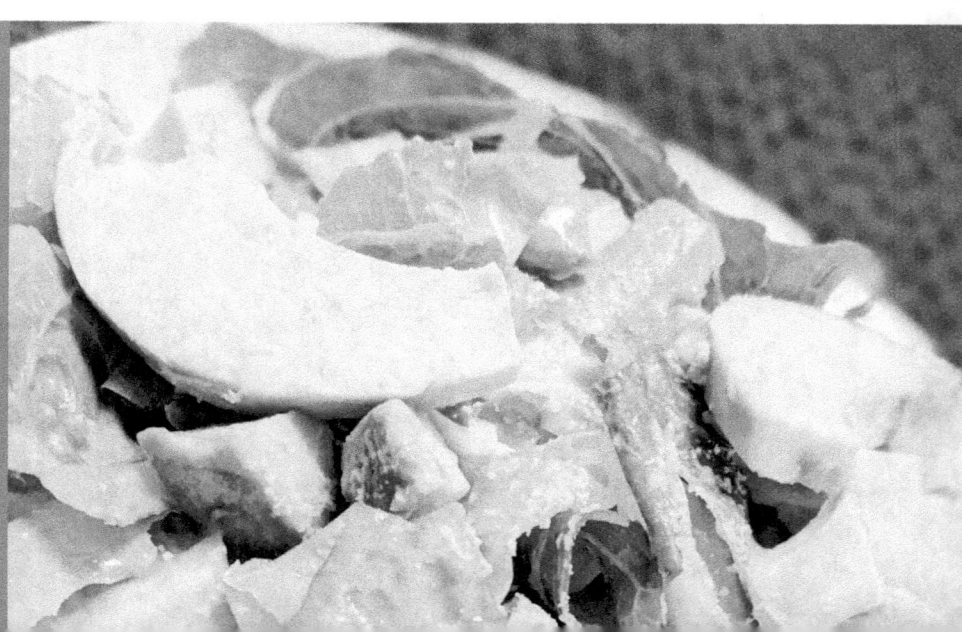

# Tazón de Ensalada Reforzada con Proteínas

**Tiempo de Preparación:**
10 minutos
**Tiempo de Cocción:** 0 minutos
**Porciones:** 2
**Nivel de Dificultad:** 1
**Costo:** $$

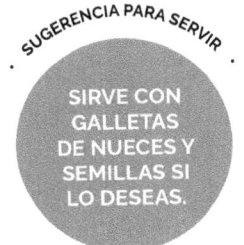

SUGERENCIA PARA SERVIR

SIRVE CON GALLETAS DE NUECES Y SEMILLAS SI LO DESEAS.

## Ingredientes:

- 2 tazas de rúcula (arúgula)
- 1 huevo duro
- 1 pimiento morrón rojo, sin semillas, rebanado
- 3 tomates cherry heirloom, cortados por la mitad
- 2 cucharadas de almendras
- 2 cucharadas de aceite de oliva
- 1 cucharada de vinagre balsámico
- 1 aguacate, rebanado

## Instrucciones:

1. Monta la ensalada añadiendo la lechuga en la base de un platón, luego el aguacate y las almendras.

2. Añade el aceite de oliva, el jugo de limón  la mostaza Dijon, el ajo en polvo, la sal y la pimienta en un tazón y bate bien.

3. Rocía el aderezo sobre la ensalada.

4. ¡Buen Provecho!

**Información Nutricional:**
Carbohidratos: 16 g
Fibra: 9 g
Carbohidratos Netos: 7 g
Proteína: 8 g
Grasa: 39 g
Calorías: 420

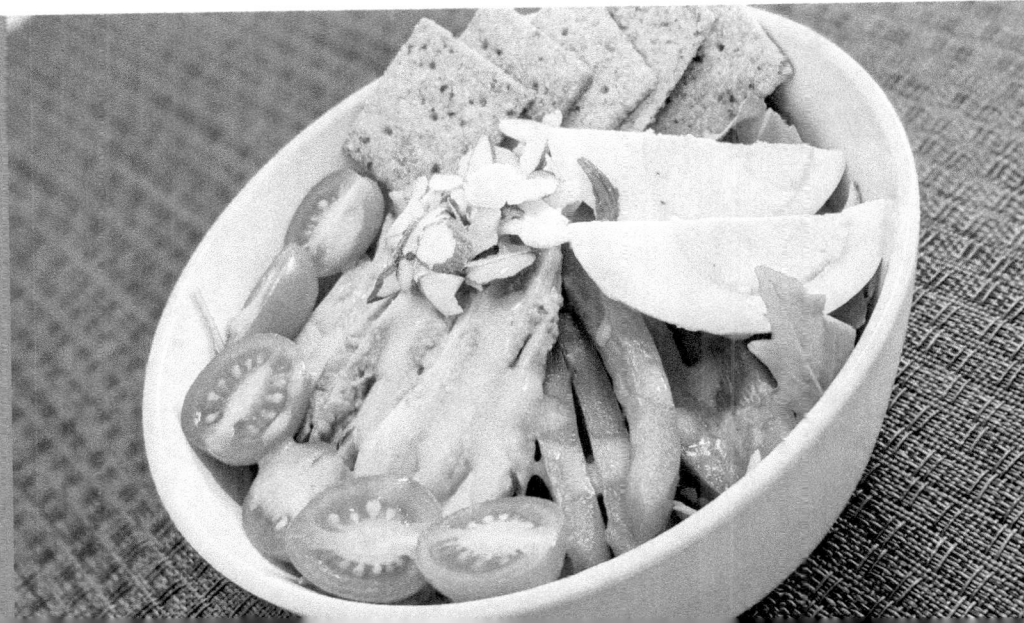

# Aperitivos

# Coco Rallado Tostado

**Tiempo de Preparación:**
10 minutos

**Tiempo de Cocción:** 5 minutos

**Porciones:** 18

**Nivel de Dificultad:** 1

**Costo:** $$

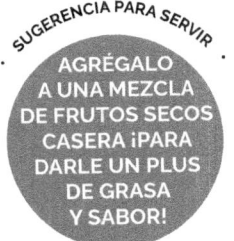

· SUGERENCIA PARA SERVIR ·

AGRÉGALO
A UNA MEZCLA
DE FRUTOS SECOS
CASERA ¡PARA
DARLE UN PLUS
DE GRASA
Y SABOR!

*Ingredientes:*

- 3 tazas de coco rallado sin azúcar

*Instrucciones:*

1. Simplemente precalienta una sartén grande a fuego bajo o medio.

2. Añade el coco rallado y tuesta durante unos 5 minutos, revolviendo con frecuencia.

3. Disfrútalo como un sabroso aperitivo o ¡como una cobertura para el yogur sin lácteos!

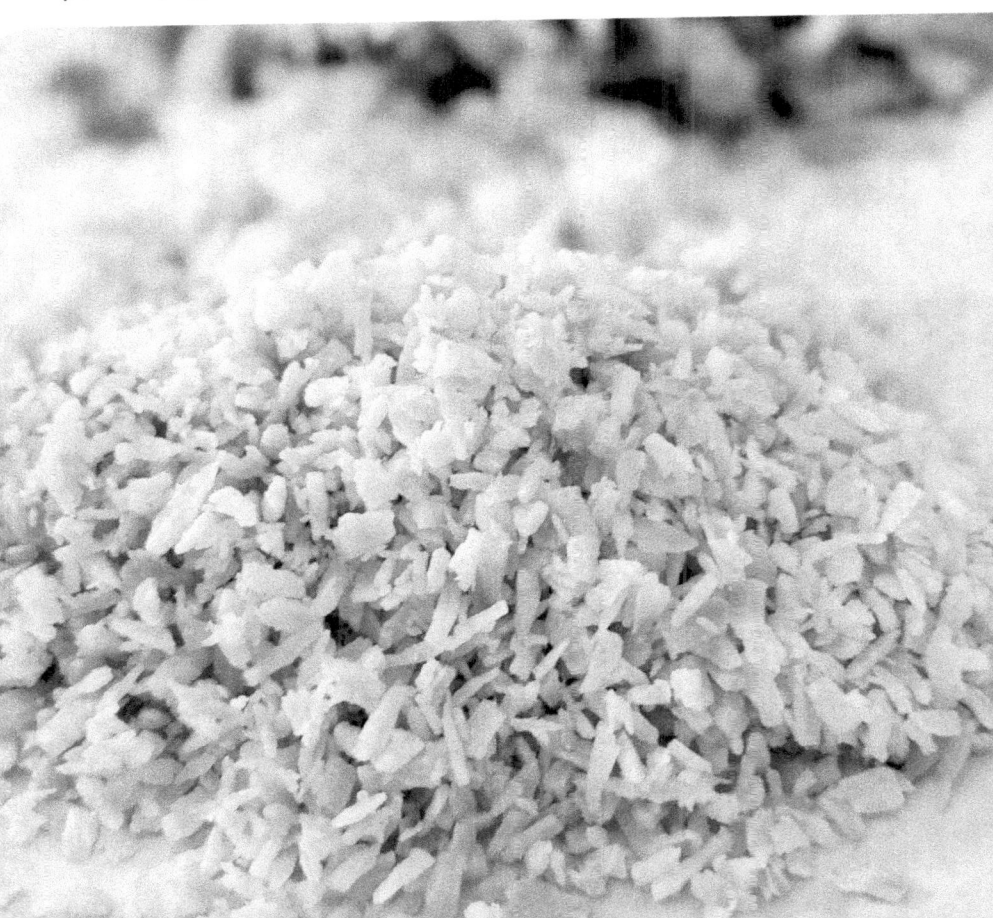

**Información Nutricional:**

Carbohidratos: 2 g

Fibra: 1 g

Carbohidratos Netos: 1 g

Proteína: 1 g

Grasa: 5 g

Calorías: 47

# Almendras Tostadas Sencillas

**Tiempo de Preparación:**
10 minutos

**Tiempo de Cocción:**
7-10 minutos

**Porciones:** 10

**Nivel de Dificultad:** 1

**Costo:** $$

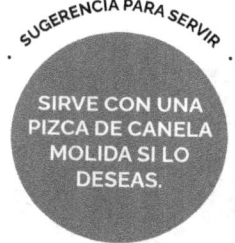

SUGERENCIA PARA SERVIR

SIRVE CON UNA PIZCA DE CANELA MOLIDA SI LO DESEAS.

## Ingredientes:

- 2 tazas de almendras enteras sin tostar
- Una pizca de sal de mar

## Instrucciones:

1. Comienza precalentando el horno a 300°F y forra una bandeja para hornear con papel pergamino.

2. Añade las almendras sin tostar en una sola capa en la bandeja del horno y hornéalas durante unos 7-10 minutos, revisándolas a los cinco minutos ¡ya que tienden a tostarse rápidamente!

3. Sirve con una pizca de sal de mar.

**Información Nutricional:**

Carbohidratos: 6 g

Fibra: 4 g

Carbohidratos Netos: 2 g

Proteína: 6 g

Grasa: 14 g

Calorías: 164

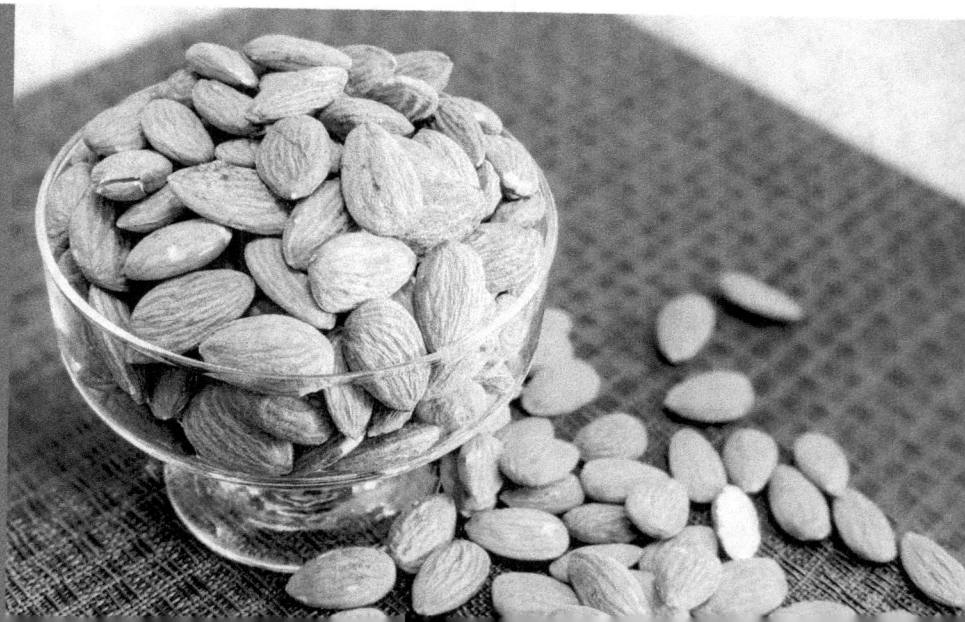

# Mantequilla Casera de Almendras con Canela

**Tiempo de Preparación:**
20 minutos

**Tiempo de Cocción:** 0 minutos

**Porciones:** 16

**Nivel de Dificultad:** 2

**Costo:** $$

SUGERENCIA PARA SERVIR

**DISFRÚTALA A CUCHARADAS ¡O CON GALLETAS CETOGÉNICAS!**

## Ingredientes:

- 3 tazas de almendras enteras tostadas
- 1 cucharadita de sal de mar
- 2 cucharacitas de canela molida
- 1 cucharadita de extracto de vainilla puro

## Instrucciones:

1. Agrega las almendras a la base de un procesador de alimentos y procesa hasta que obtengas una consistencia de mantequilla de almendras, raspando los lados del procesador de alimentos según sea necesario. Esto tomará unos 20 minutos.

2. Añade la sal de mar, la canela y el extracto de vainilla y procesa durante otros 30 segundos.

3. Almacénalas en un recipiente hermético en el refrigerador.

**Información Nutricional:**
Carbohidratos: 4 g
Fibra: 2 g
Carbohidratos Netos: 2 g
Proteína: 4 g
Grasa: 9 g
Calorías: 105

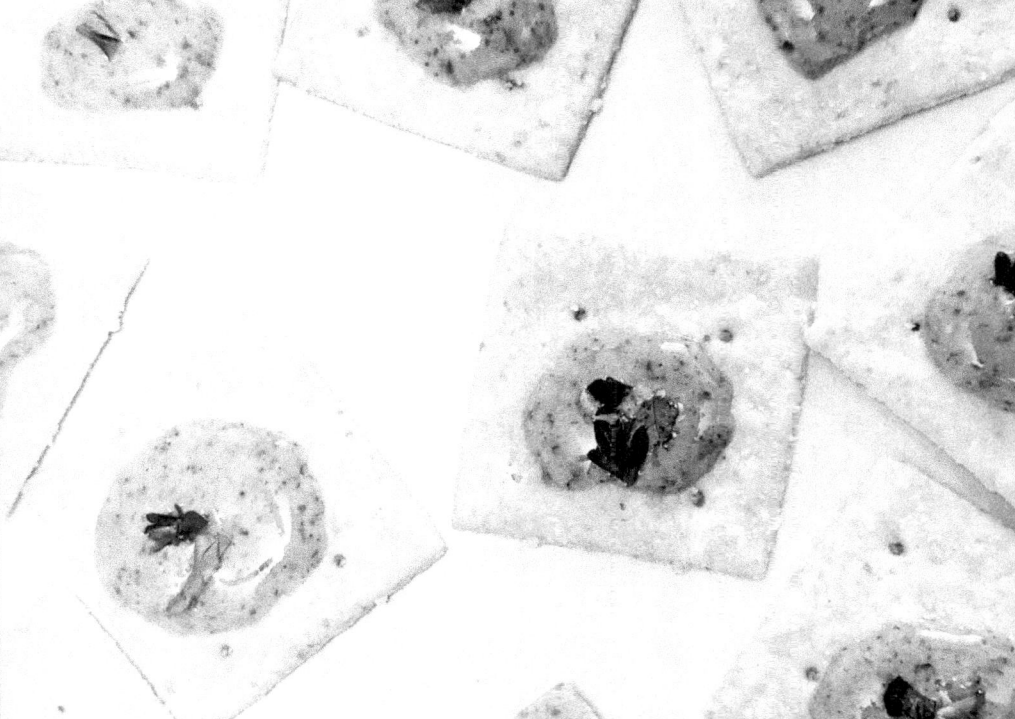

# Mantequilla de Anacardo con Sal Marina y Vainilla

**Tiempo de Preparación:**
20 minutos

**Tiempo de Cocción:** 0 minutos

**Porciones:** 20

**Nivel de Dificultad:** 2

**Costo:** $$

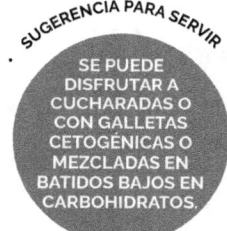

SUGERENCIA PARA SERVIR

SE PUEDE DISFRUTAR A CUCHARADAS O CON GALLETAS CETOGÉNICAS O MEZCLADAS EN BATIDOS BAJOS EN CARBOHIDRATOS.

## Ingredientes:

- 3 tazas de anacardos sin tostar
- 1 cucharadita de sal de mar
- 2 cucharaditas de extracto de vainilla puro

## Instrucciones:

1. Añade los anacardos a la base de un procesador de alimentos y procesa hasta que obtengas una consistencia de mantequilla de anacardo, raspando los lados del procesador de alimentos según sea necesario. Esto tomará unos 20 minutos.

2. Añade la sal de mar y el extracto de vainilla y procesa durante otros 30 segundos.

3. Almacénala en un recipiente hermético en el refrigerador.

**Información Nutricional:**
Carbohidratos: 7 g
Fibra: 1 g
Carbohidratos Netos: 6 g
Proteína: 3 g
Grasa: 10 g
Calorías: 119

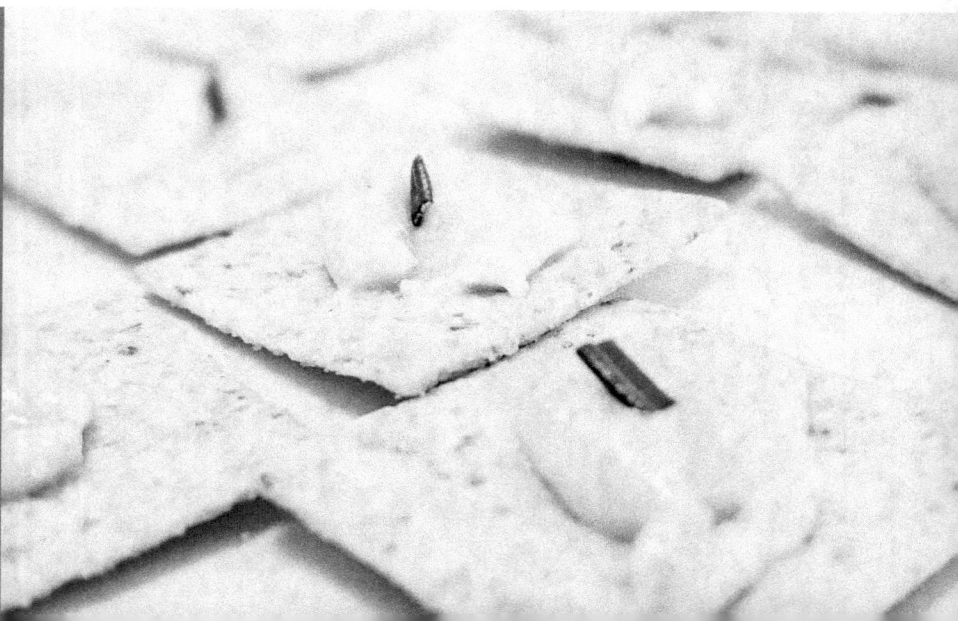

# Bocaditos de Mantequilla de Coco con Mezcla de Pastel de Vainilla

**Tiempo de Preparación:**
10 minutos + tiempo
de enfriamiento

**Tiempo de Cocción:** 0 minutos

**Porciones:** 14 (1 bocado
por porción)

**Nivel de Dificultad:** 2

**Costo:** $$

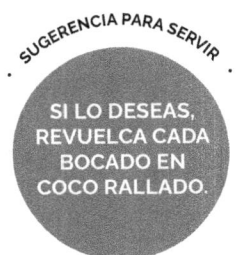

SUGERENCIA PARA SERVIR

SI LO DESEAS,
REVUELCA CADA
BOCADO EN
COCO RALLADO.

## Ingredientes:

- 2 tazas de coco rallado sin azúcar
- 2 cucharadas de mantequilla de coco
- ¾ de taza de harina de almendras
- 6 gotas de estevia líquida sabor vainilla
- 1 cucharadita de sal de mar
- 1 cucharadita de extracto de vainilla puro
- Agua

## Instrucciones:

1. Añade todos los ingredientes a un procesador de alimentos o a una batidora de alta velocidad y bátelos hasta que obtengan una consistencia homogénea. Añade una cucharadita de agua a la vez si es necesario hasta que la mezcla se integre.

2. Pasa a un recipiente y enfría en el refrigerador durante 20 minutos.

3. Una vez fría, forma bolitas del tamaño de un bocado.

4. Guárdalas en el refrigerador hasta que estén listas para ser disfrutadas.

**Información Nutricional:**
Carbohidratos: 3 g
Fibra: 2 g
Carbohidratos Netos: 1 g
Proteína: 1 g
Grasa: 7 g
Calorías: 76

# Bombas de Grasa de Manzana

**Tiempo de Preparación:**
10 minutos
**Tiempo de Cocción:** 0 minutos
**Porciones:** 4
**Nivel de Dificultad:** 1
**Costo:** $$

SUGERENCIA PARA SERVIR

ESPOLVORÉALAS CON CANELA MOLIDA SI LO DESEAS.

## Ingredientes:

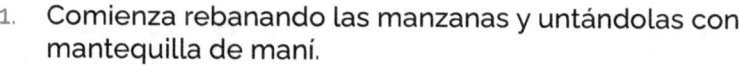

- 1 manzana, rebanada
- 1 cucharada de mantequilla de maní
- 1 cucharada de chispas de chocolate sin azúcar
- 1 cucharada de almendras fileteadas
- 1 cucharada de nueces pecanas, picadas

## Instrucciones:

1. Comienza rebanando las manzanas y untándolas con mantequilla de maní.

2. Cubre con el resto de los ingredientes.

3. ¡Buen Provecho!

**Información Nutricional:**
Carbohidratos: 13 g
Fibra: 4 g
Carbohidratos Netos: 9 g
Proteína: 4 g
Grasa: 19 g
Calorías: 221

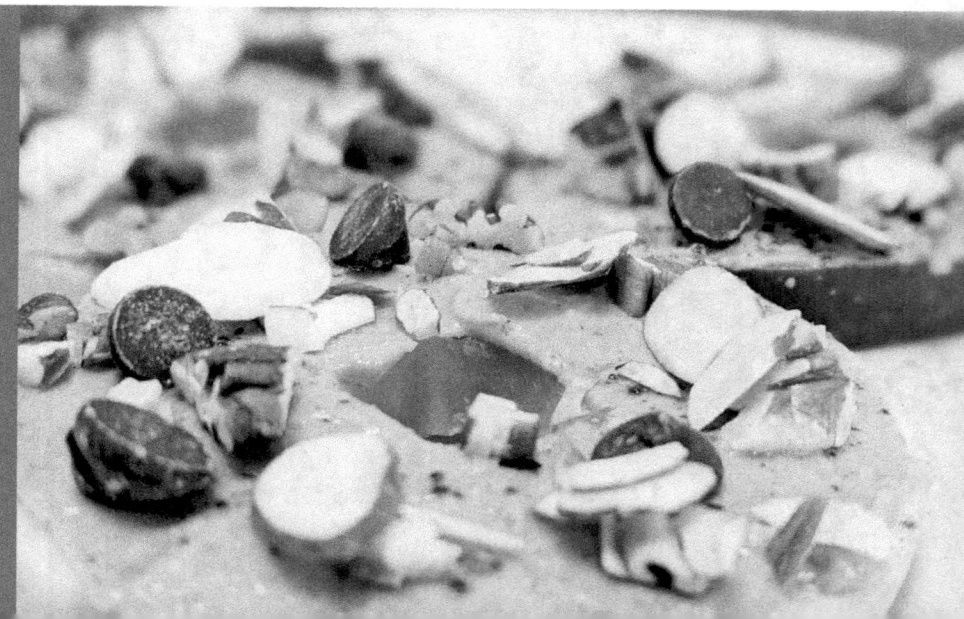

# Tazón de Aperitivo de Batido de Manzana y Canela

**Tiempo de Preparación:**
10 minutos
**Tiempo de Cocción:** 0 minutos
**Porciones:** 3
**Nivel de Dificultad:** 1
**Costo:** $

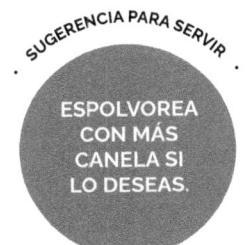

SUGERENCIA PARA SERVIR

ESPOLVOREA CON MÁS CANELA SI LO DESEAS.

## Ingredientes:

- ½ manzana, pelada y rebanada
- ½ taza de leche de coco entera sin azúcar
- 1 cucharada de mantequilla de almendras
- 1 cucharada de semillas de linaza
- 1 cucharadita de canela molida
- Para la cobertura: 1 cucharada de almendras fileteadas, ½ cucharada extra de mantequilla de almendras

## Instrucciones:

1. Comienza añadiendo la ½ manzana, la leche de coco, la mantequilla de almendras y las semillas de linaza a una licuadora y bate hasta que la mezcla sea homogénea.

2. Añade a un tazón y cubre con las rebanadas de manzana restantes, las almendras y un poco de mantequilla de almendras.

3. ¡Buen Provecho!

**Información Nutricional:**
Carbohidratos: 10 g
Fibra: 4 g
Carbohidratos Netos: 6 g
Proteína: 4 g
Grasa: 17 g
Calorías: 197

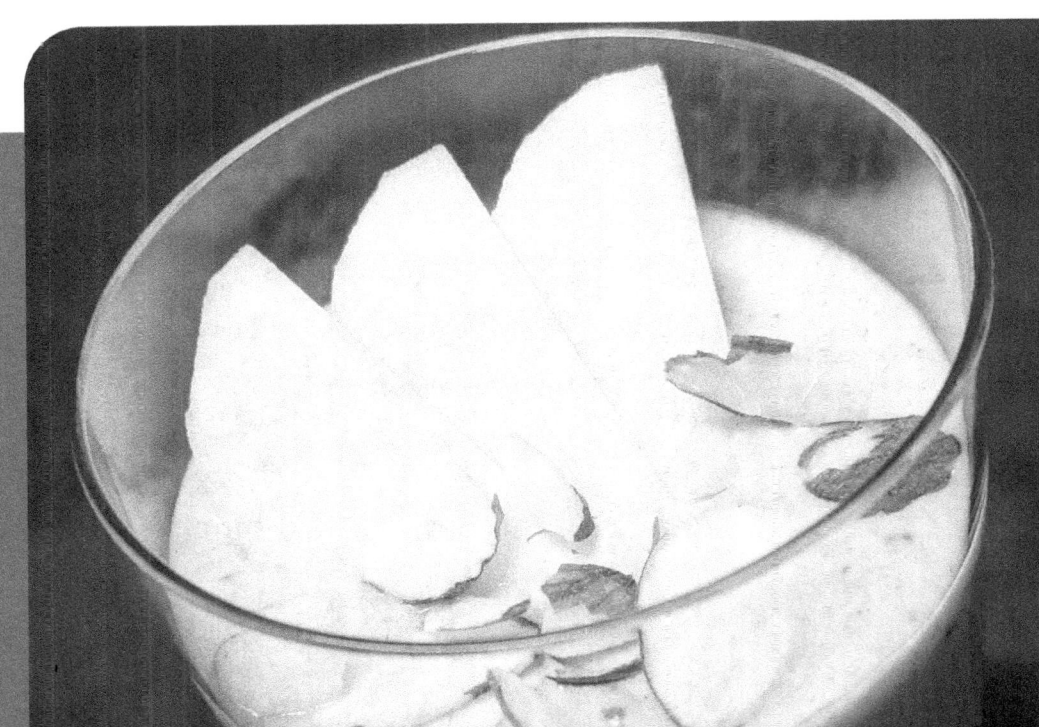

# Bocaditos Energéticos de Chocolate y Mantequilla de Maní

**Tiempo de Preparación:**
15 minutos + tiempo de enfriamiento
**Tiempo de Cocción:** 0 minutos
**Porciones:** 12
**Nivel de Dificultad:** 1
**Costo:** $$

*SUGERENCIA PARA SERVIR*

**ESPOLVORÉALAS CON CANELA MOLIDA SI LO DESEAS.**

## Ingredientes:

- 2 tazas de mantequilla de maní cremosa
- ¼ de taza de cacao en polvo sin azúcar sin procesar
- 1 cucharadita de extracto de vainilla puro
- 2 cucharaditas de edulcorante fruta del monje

## Instrucciones:

1. Añade todos los ingredientes a un tazón grande y revuelve bien obtengas una mezcla homogénea.

2. Enfría en el refrigerador 1 hora.

3. Una vez fría, haz bolitas con la masa del tamaño de un bocado y guárdalas en un recipiente hermético en el refrigerador.

**Información Nutricional:**
Carbohidratos: 12 g
Fibra: 5 g
Carbohidratos Netos: 7 g
Proteína: 12 g
Grasa: 23 g
Calorías: 270

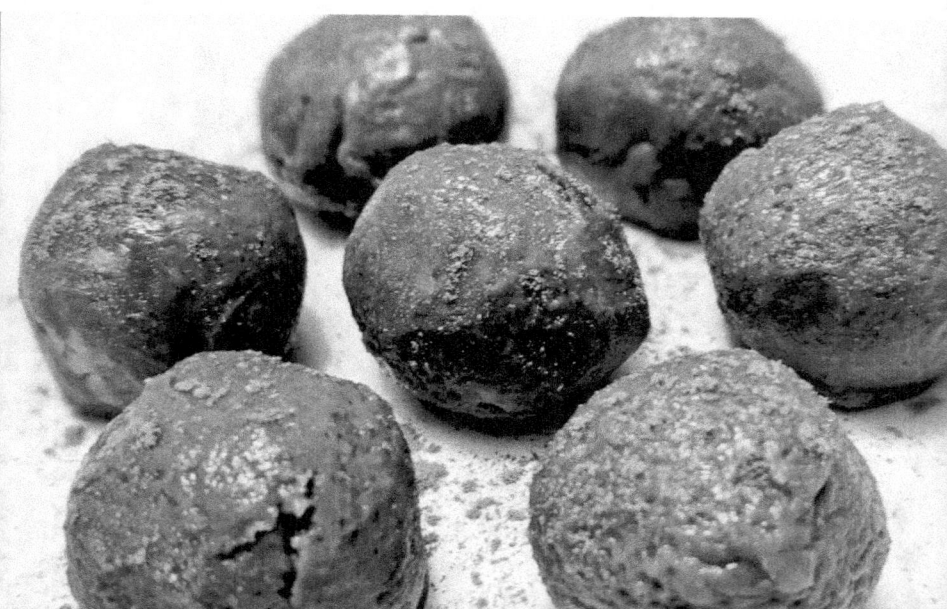

# Espárragos Envueltos en Tocino

**Tiempo de Preparación:**
15 minutos
**Tiempo de Cocción:**
20 minutos
**Porciones:** 3
**Nivel de Dificultad:** 1
**Costo:** $$

· SUGERENCIA PARA SERVIR ·

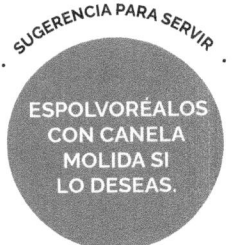

ESPOLVORÉALOS
CON CANELA
MOLIDA SI
LO DESEAS.

## Ingredientes:

- 21 espárragos
- 7 tiras de tocino
- 1 cucharada de aceite de coco, derretida

## Instrucciones:

1. Comienza precalentando el horno a 400°F y forra una bandeja para hornear con papel pergamino.

2. Añade el aceite de coco derretido a un tazón y agrega los espárragos, revolviendo hasta cubrirlos bien con el aceite

3. Envuelve 3 espárragos con una tira de tocino y colócalos en la bandeja para hornear forrada con pergamino.

4. Hornea aproximadamente 20 minutos o hasta que el tocino esté crujiente.

**Información Nutricional:**
Carbohidratos: 7 g
Fibra: 4 g
Carbohidratos Netos: 3 g
Proteína: 20 g
Grasa: 23 g
Calorías: 312

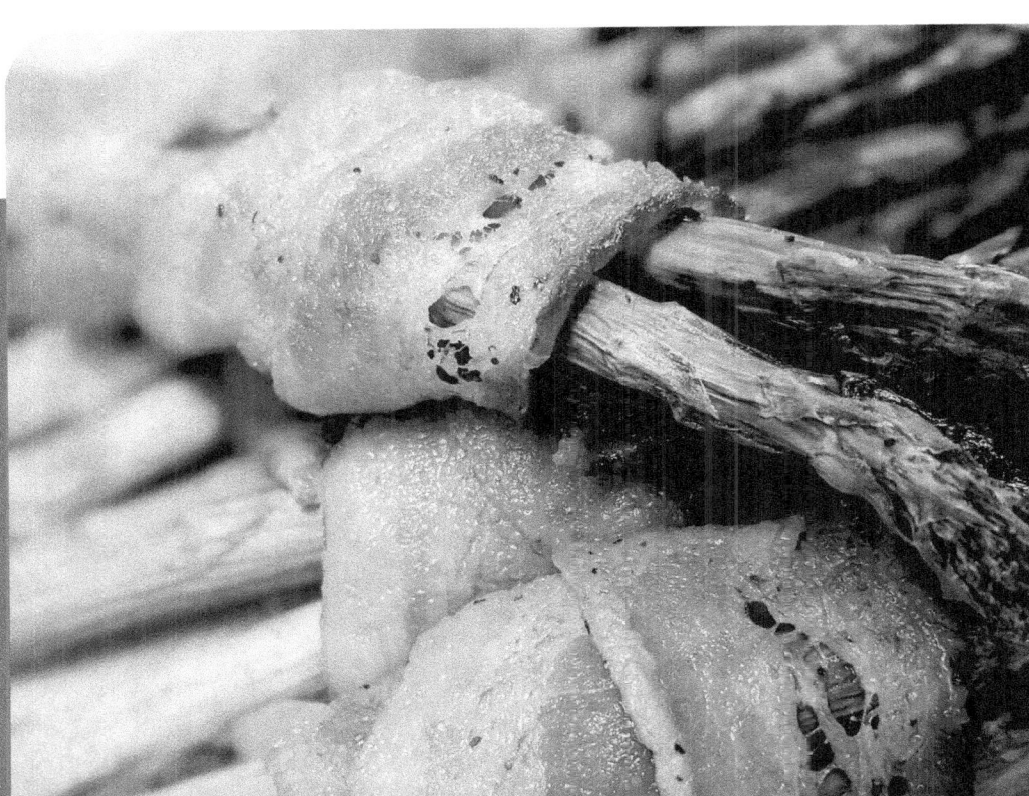

# Panquecitos de Chocolate

**Tiempo de Preparación:**
15 minutos
**Tiempo de Cocción:**
18-20 minutos
**Porciones:** 12
**Nivel de Dificultad:** 2
**Costo:** $$

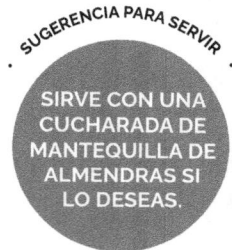

SUGERENCIA PARA SERVIR

SIRVE CON UNA CUCHARADA DE MANTEQUILLA DE ALMENDRAS SI LO DESEAS.

## Ingredientes:

- 1 taza de harina de almendras
- ½ taza de eritritol
- ½ taza de cacao en polvo sin azúcar
- 1 cucharadita de polvo para hornear
- ½ cucharadita de sal de mar
- 2 huevos
- ¾ de taza de leche de coco entera sin azúcar
- ¼ de taza de aceite de coco, derretido
- 1 cucharadita de extracto de vainilla puro

## Instrucciones:

1. Comienza precalentando el horno a 350°F y forra un molde para panquecitos con capacillos.

2. Agrega todos los ingredientes secos a un tazón grande y mezcla bien.

3. Añade los huevos a un tazón distinto y bátelos bien. Agrega la leche de coco, el aceite de coco derretido y la vainilla y bate bien.

4. Añade los ingredientes húmedos a los secos y bate hasta que quede una mezcla homogénea.

5. Vierte en los moldes forrados y hornea durante 18-20 minutos o hasta que cuando insertes un palillo en el centro, éste salga limpio.

6. Guarda los sobrantes en un recipiente hermético en el refrigerador.

**Información Nutricional:**
Carbohidratos: 13 g
Fibra: 5 g
Carbohidratos Netos: 8 g
Proteína: 4 g
Grasa: 13 g
Calorías: 132

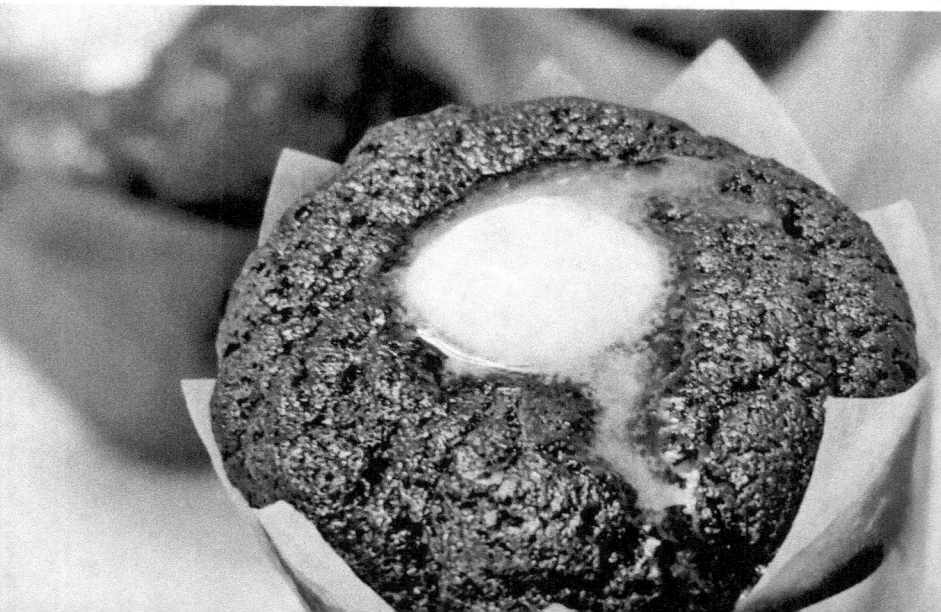

# Rodajas de Calabacín Salteadas

**Tiempo de Preparación:**
10 minutos

**Tiempo de Cocción:**
4-6 minutos

**Porciones:** 2

**Nivel de Dificultad:** 1

**Costo:** $1

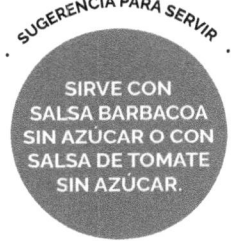

SUGERENCIA PARA SERVIR

SIRVE CON
SALSA BARBACOA
SIN AZÚCAR O CON
SALSA DE TOMATE
SIN AZÚCAR.

## Ingredientes:

- 1 cucharada de aceite de coco
- 1 calabacín, rebanado
- ½ cucharadita de sal de mar

## Instrucciones:

1. Comienza calentando una sartén a fuego medio con el aceite de coco.

2. Sazona las rodajas de calabacín con sal y pimienta y añádelas a la sartén.

3. Cocina durante 2 o 3 minutos por cada lado o hasta que estén blandas.

4. ¡Buen Provecho!

**Información Nutricional:**

Carbohidratos: 3 g

Fibra: 1 g

Carbohidratos Netos: 2 g

Proteína: 1 g

Grasa: 7 g

Calorías: 74

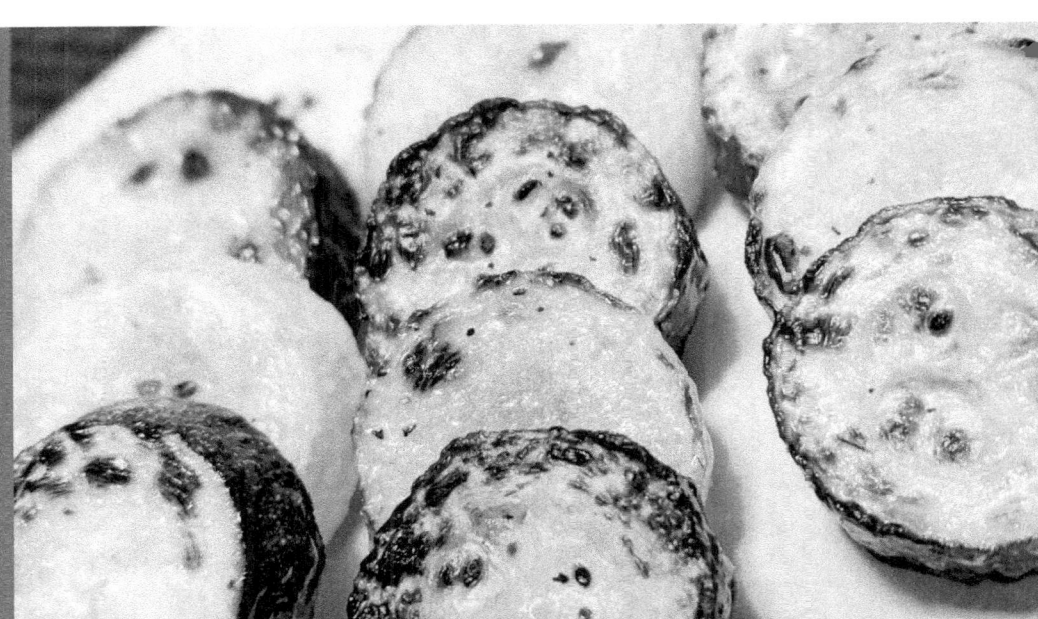

# Salsa de Anacardo y Cilantro

**Tiempo de Preparación:**
10 minutos
**Tiempo de Cocción:** 0 minutos
**Porciones: 10**
**Nivel de Dificultad: 1**
**Costo: $$**

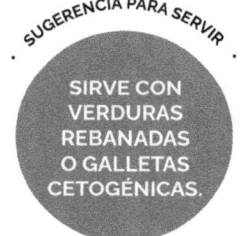

SUGERENCIA PARA SERVIR

SIRVE CON VERDURAS REBANADAS O GALLETAS CETOGÉNICAS.

## Ingredientes:

- 1 taza de anacardos sin tostar
- ¼ de taza de levadura nutricional
- ½ taza de cilantro, picado
- 2 dientes de ajo, picados
- 2 tazas de tomates cortados en cubos asados
- 1 cucharadita de sal de mar

## Instrucciones:

1. Añade todos los ingredientes a una batidora o procesador de alimentos y procésalos hasta conseguir una mezcla homogénea.

2. Enfría en el refrigerador 1 hora antes de servirla.

**Información Nutricional:**
Carbohidratos: 9 g
Fibra: 2 g
Carbohidratos Netos: 7 g
Proteína: 4 g
Grasa: 7 g
Calorías: 106

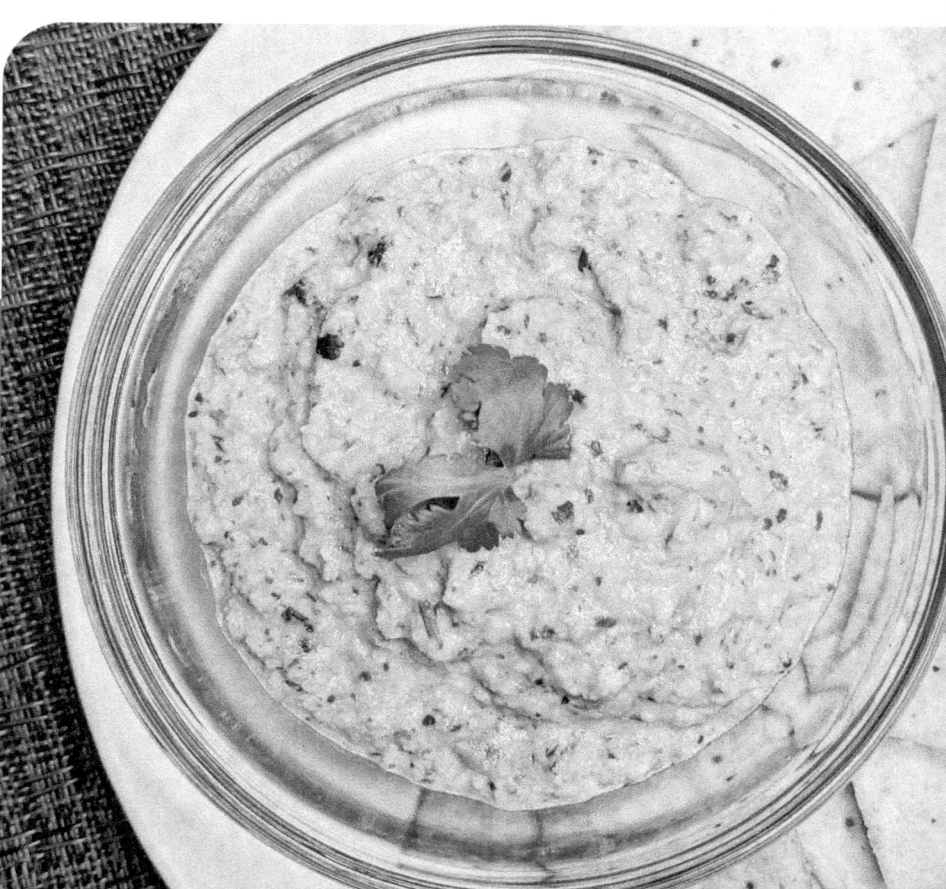

# Salsa Verde de Cilantro Picante

**Tiempo de Preparación:**
10 minutos

**Tiempo de Cocción:** 0 minutos

**Porciones:** 6

**Nivel de Dificultad:** 1

**Costo:** $$

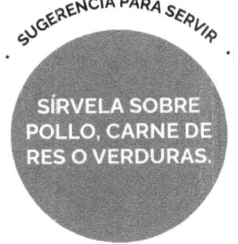

**· SUGERENCIA PARA SERVIR ·**

**SÍRVELA SOBRE POLLO, CARNE DE RES O VERDURAS.**

## Ingredientes:

- ½ taza de aceite de oliva
- ¼ de taza de jugo de limón recién exprimido
- ½ taza de cilantro, picado
- 1 diente de ajo, picado
- 1 chile jalapeño pequeño
- 1 cucharadita de sal de mar

## Instrucciones:

1. Añade todos los ingredientes a una batidora o procesador de alimentos y procésalos hasta obtener una mezcla homogénea.

2. Guárdala en el refrigerador hasta que esté lista para ser disfrutada.

**Información Nutricional:**

Carbohidratos: 1 g

Fibra: 0 g

Carbohidratos Netos: 1 g

Proteína: 0 g

Grasa: 17 g

Calorías: 148

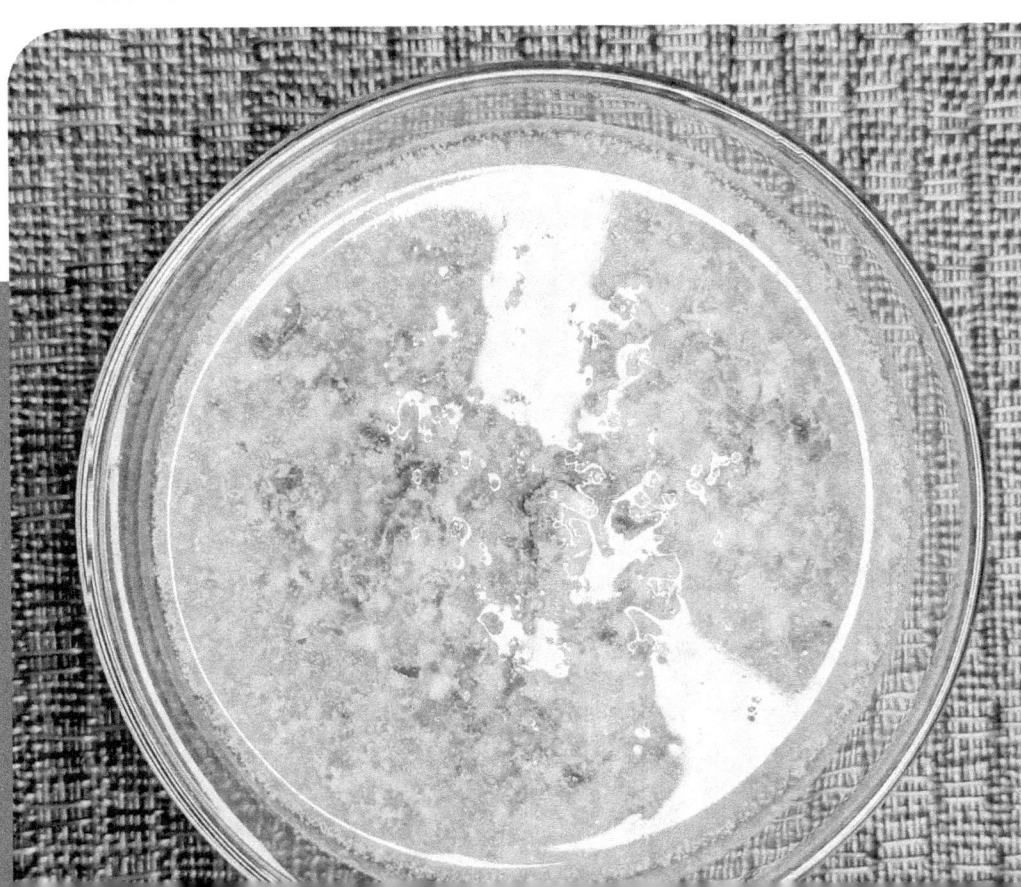

# Salsa de Albahaca y Cilantro

**Tiempo de Preparación:**
10 minutos
**Tiempo de Cocción:** 0 minutos
**Porciones:** 6
**Nivel de Dificultad:** 1
**Costo:** $$

*SUGERENCIA PARA SERVIR*

¡SÍRVELA CON VERDURAS CORTADAS EN ESPIRAL!

## Ingredientes:

- ½ taza de albahaca fresca
- ½ taza de cilantro fresco
- 2 dientes de ajo, picados
- ¼ de taza de piñones
- ¼ de taza de levadura nutricional
- ¼ de taza de aceite de oliva
- 1 cucharadita de sal de mar

## Instrucciones:

1. Añade todos los ingredientes a una batidora o procesador de alimentos y procésalos hasta obtener una mezcla homogénea.

2. Guárdala en el refrigerador hasta que esté lista para ser disfrutada.

**Información Nutricional:**
Carbohidratos: 4 g
Fibra: 2 g
Carbohidratos Netos: 2 g
Proteína: 4 g
Grasa: 13 g
Calorías: 136

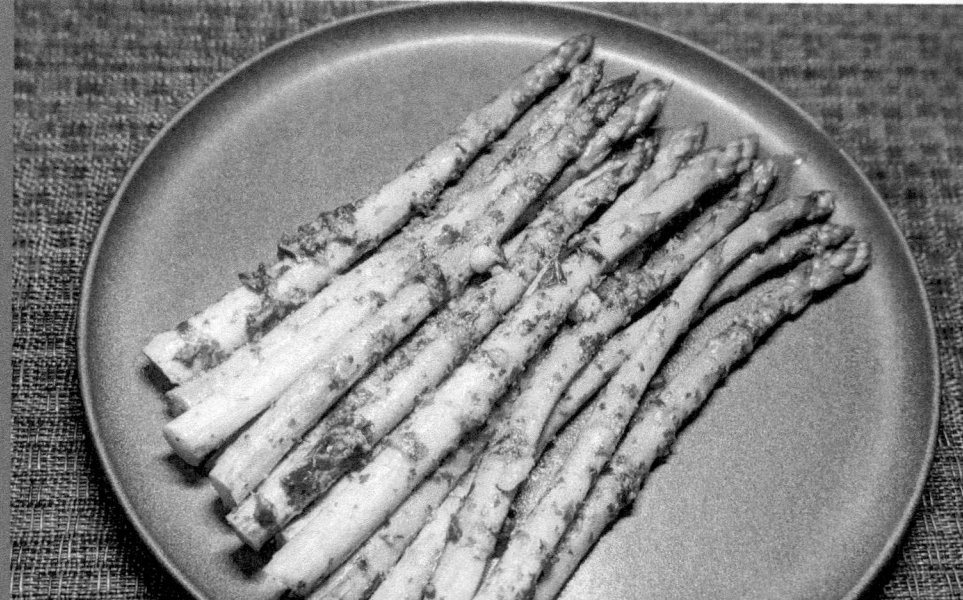

# Zanahorias al Ajo y Hierbas

**Tiempo de Preparación:**
10 minutos
**Tiempo de Cocción:**
30 minutos
**Porciones:** 6
**Nivel de Dificultad:** 1
**Costo:** $$

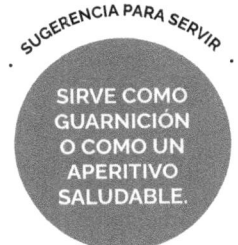

SUGERENCIA PARA SERVIR

SIRVE COMO
GUARNICIÓN
O COMO UN
APERITIVO
SALUDABLE.

## Ingredientes:

- 12 zanahorias grandes, lavadas y cortadas por la mitad a lo largo
- 2 cucharadas de aceite de oliva
- 1 diente de ajo, picado

- 1 cucharada de romero fresco, picado
- 1 cucharadita de sal de mar
- ¼ de cucharadita de pimienta negra

## Instrucciones:

1. Comienza precalentando el horno a 375°F y forra una bandeja para hornear con papel pergamino.

2. Añade el aceite de oliva, el ajo, el romero, la sal y la pimienta en un tazón y bate.

3. Añade las mitades de zanahoria a la bandeja del horno y rocíalas con la mezcla de aceite de oliva y hierbas.

4. Hornea durante 30 minutos o hasta que estén blandas.

5. ¡Buen Provecho!

**Información Nutricional:**
Carbohidratos: 15 g
Fibra: 4 g
Carbohidratos Netos: 11 g
Proteína: 1 g
Grasa: 5 g
Calorías: 102

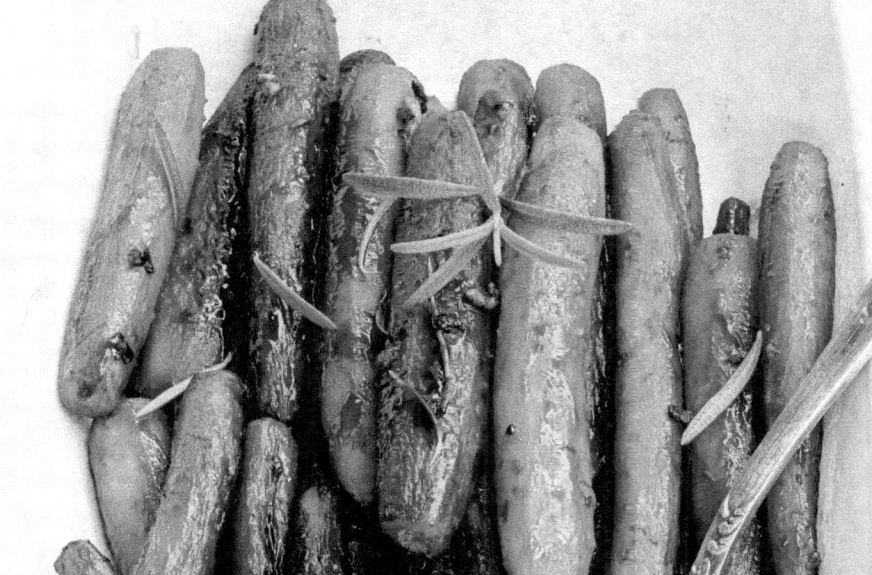

# Pasta de Chile Picante

**Tiempo de Preparación:**
10 minutos
**Tiempo de Cocción:** 0 minutos
**Porciones:** 18
**Nivel de Dificultad:** 1
**Costo:** $$

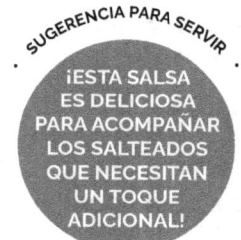

SUGERENCIA PARA SERVIR

¡ESTA SALSA ES DELICIOSA PARA ACOMPAÑAR LOS SALTEADOS QUE NECESITAN UN TOQUE ADICIONAL!

## Ingredientes:

- ½ taza de aceite de oliva
- ¼ de taza de pasta de tomate
- 1 cucharada de hojuelas de chile rojo
- 1 cucharadita de cebolla en polvo
- 1 cucharadita de ajo en polvo
- 1 cucharadita de sal de mar

## Instrucciones:

1. Añade todos los ingredientes a un procesador de alimentos o a una batidora y mezcla durante 20-30 segundos.

2. Guárdala en un recipiente hermético en el refrigerador hasta que la vayas a disfrutar.

**Información Nutricional:**
Carbohidratos: 1 g
Fibra: 0 g
Carbohidratos Netos: 1 g
Proteína: 0 g
Grasa: 6 g
Calorías: 58

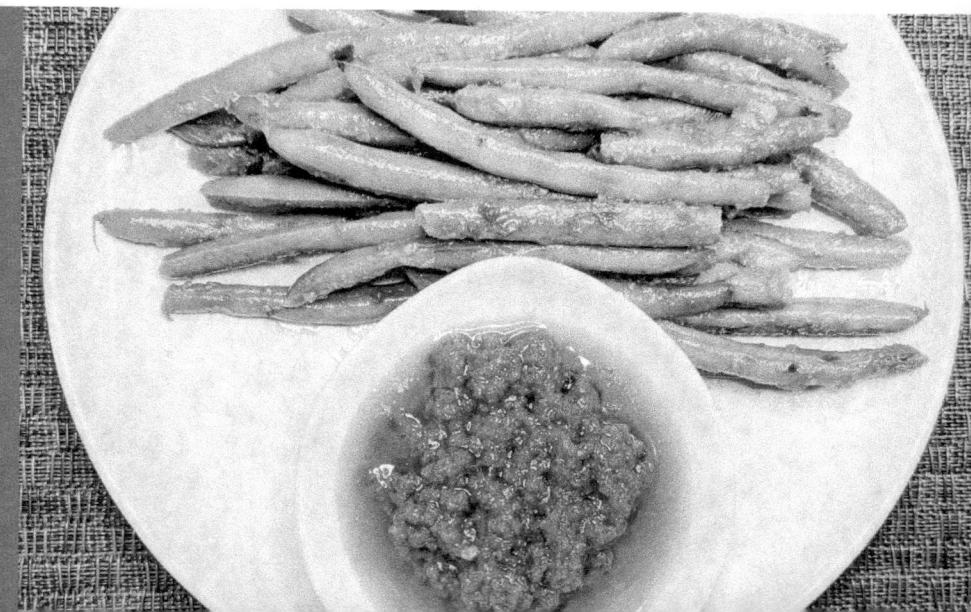

# Aderezo Italiano

**Tiempo de Preparación:**
10 minutos
**Tiempo de Cocción:** 0 minutos
**Porciones:** 10
**Nivel de Dificultad:** 1
**Costo:** $$

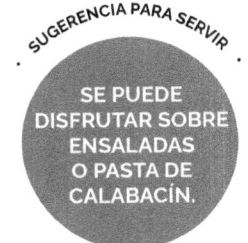

· SUGERENCIA PARA SERVIR ·

SE PUEDE DISFRUTAR SOBRE ENSALADAS O PASTA DE CALABACÍN.

## Ingredientes:

- 1 taza de aceite de oliva
- ½ taza de vinagre de vino blanco
- 1 cucharada de sazonador italiano
- 1 cucharadita de ajo en polvo
- 1 cucharadita de orégano
- 1 cucharadita de sal de mar

## Instrucciones:

1. Añade todos los ingredientes a un tarro y agítalo bien.

2. Guárdalo en el refrigerador hasta que lo vayas a usar ¡y agítalo bien antes de servirlo!

**Información Nutricional:**
Carbohidratos: 1 g
Fibra: 0 g
Carbohidratos Netos: 1 g
Proteína: 0 g
Grasa: 21 g
Calorías: 181

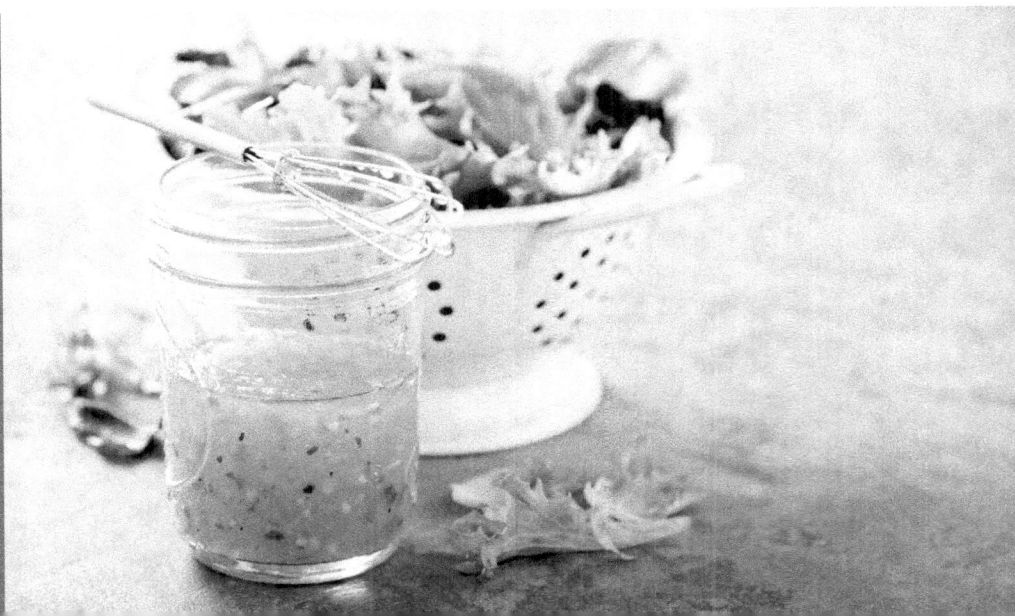

# Vinagreta de Limón y Mostaza

**Tiempo de Preparación:**
10 minutos

**Tiempo de Cocción:** 0 minutos

**Porciones:** 10

**Nivel de Dificultad:** 1

**Costo:** $$

SUGERENCIA PARA SERVIR

SE PUEDE DISFRUTAR ROCIÁNDOLO SOBRE LAS ENSALADAS.

## Ingredientes:

- 1 taza de aceite de oliva
- ¼ de taza de jugo de limón recién exprimido
- 2 cucharadas de mostaza Dijon
- 1 cucharadita de ajo en polvo
- 1 cucharadita de sal de mar

## Instrucciones:

1. Añade todos los ingredientes a un tarro y agítalo bien.

2. Guárdalo en el refrigerador hasta que lo vayas a usar iy agítalo bien antes de servirlo!

**Información Nutricional:**
Carbohidratos: 1 g

Fibra: 0 g

Carbohidratos Netos: 1 g

Proteína: 0 g

Grasa: 20 g

Calorías: 177

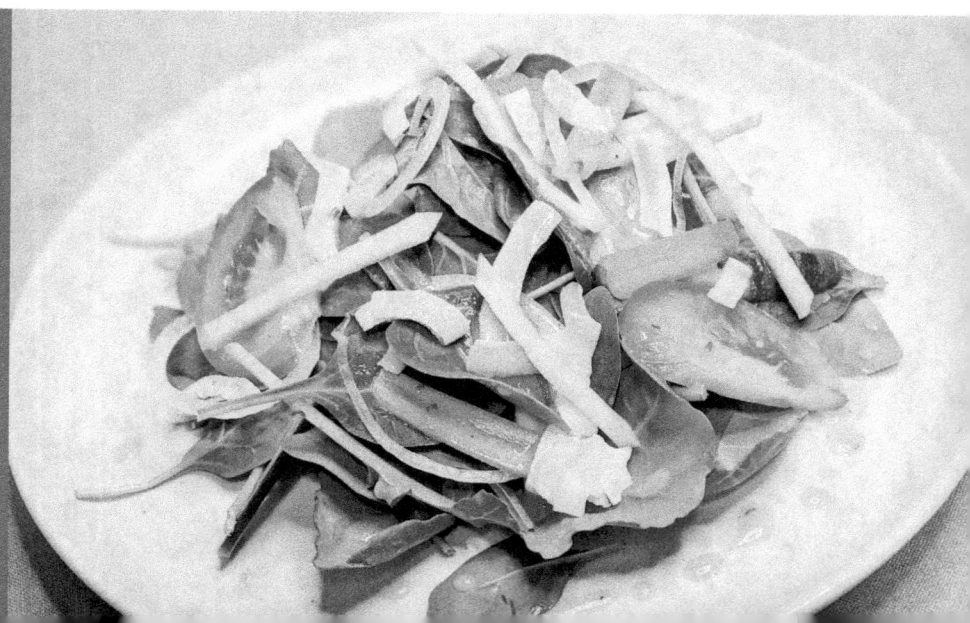

# Cacerola de Verduras

**Tiempo de Preparación:**
10 minutos
**Tiempo de Cocción:** 20 minutos
**Porciones:** 6
**Nivel de Dificultad:** 1
**Costo:** $$

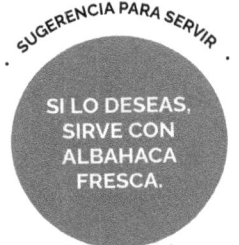

SUGERENCIA PARA SERVIR

SI LO DESEAS, SIRVE CON ALBAHACA FRESCA.

## Ingredientes:

- 1 calabacín, cortado en cuartos
- 1 pimiento morrón rojo, sin semillas, rebanado
- 1 berenjena, cortada en cuartos
- 1 cebolla amarilla, picada
- 1 diente de ajo, picado
- 3 cucharadas de aceite de oliva
- 1 cucharada de sazonador italiano
- Sal de mar y pimienta al gusto
- aceite de coco para engrasar

## Instrucciones:

1. Comienza precalentando el horno a 350°F y engrasa una cacerola con aceite de coco.

2. Añade todas las verduras a un tazón grande y rocía con aceite de oliva y sazona con el sazonador italiano, sal y pimienta. Mezcla bien.

3. Pasa las verduras a la cacerola y hornea durante 20 minutos o hasta que las verduras estén suaves, revolviéndolas cuando haya pasado la mitad del tiempo.

4. ¡Buen Provecho!

**Información Nutricional:**
Carbohidratos: 9 g
Fibra: 4 g
Carbohidratos Netos: 5 g
Proteína: 2 g
Grasa: 8 g
Calorías: 106

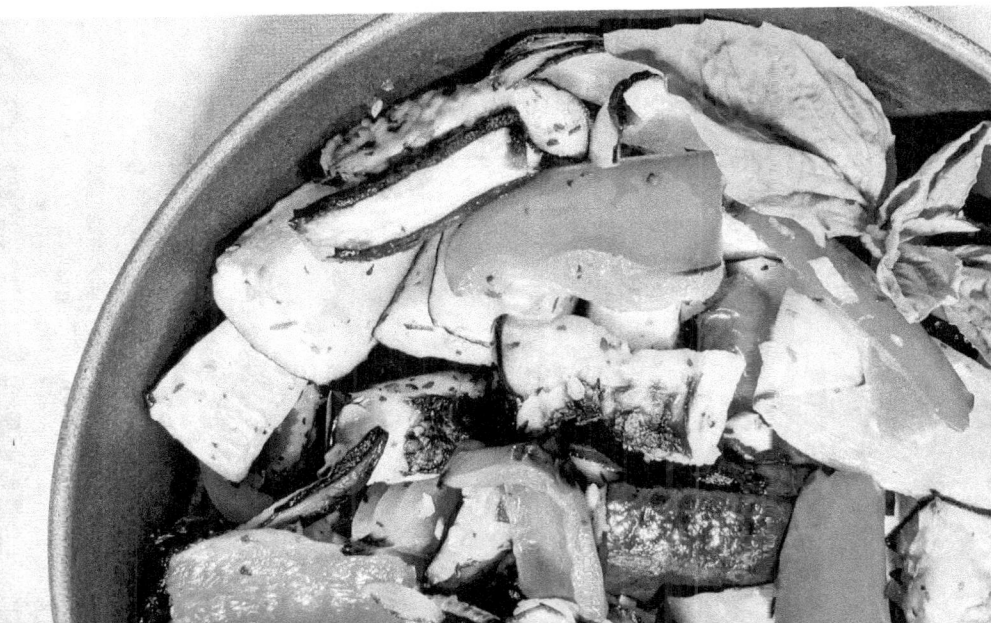

# Champiñones Rostizados al Balsámico

**Tiempo de Preparación:**
10 minutos
**Tiempo de Cocción:**
15-20 minutos
**Porciones:** 4
**Nivel de Dificultad:** 1
**Costo:** $$

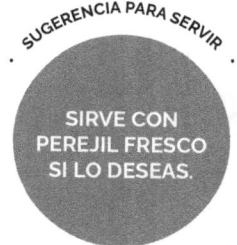

SUGERENCIA PARA SERVIR

SIRVE CON PEREJIL FRESCO SI LO DESEAS.

## Ingredientes:

- 2 tazas de champiñones
- 2 cucharadas de aceite de oliva
- 3 cucharadas de vinagre balsámico
- 1 cucharadita de ajo en polvo
- Sal de mar al gusto

## Instrucciones:

1.  Comienza precalentando el horno a 375°F y forra una bandeja para hornear con papel pergamino.

2.  Añade los champiñones a un tazón grande con todos los ingredientes y revuélvelos bien hasta que se integren, asegurándote de cubrir los champiñones con el aceite y el sazonador.

3.  Pasa la mezcla a la bandeja para hornear y hornea durante 15-20 minutos, revolviendo los champiñones cuando haya transcurrido la mitad del tiempo.

**Información Nutricional:**
Carbohidratos: 2 g
Fibra: 0 g
Carbohidratos Netos: 2 g
Proteína: 1 g
Grasa: 7 g
Calorías: 72

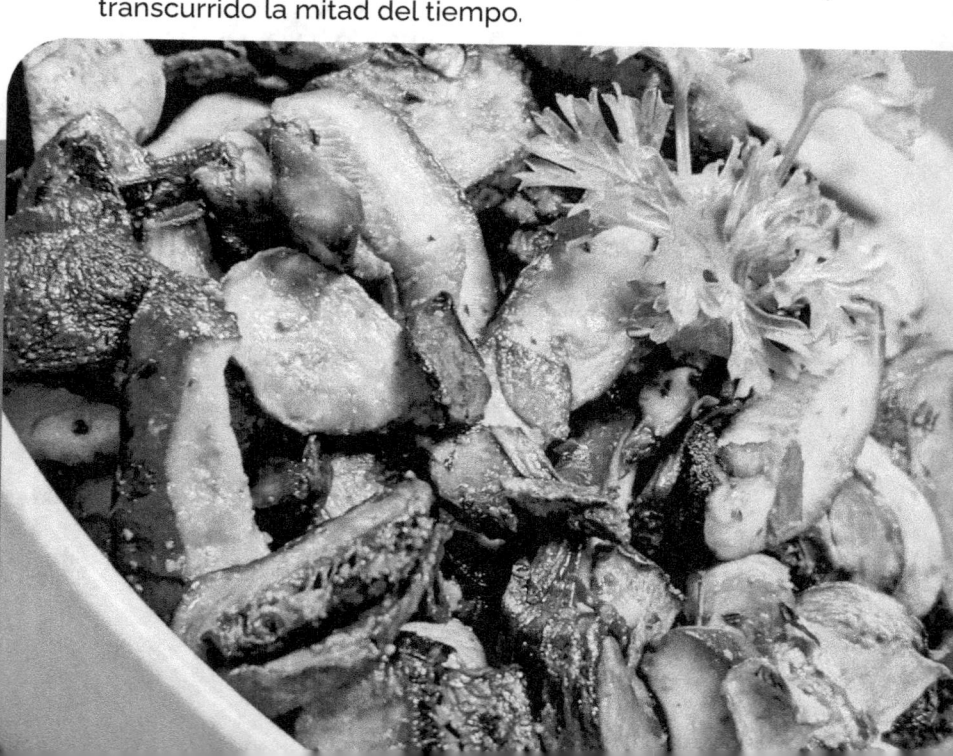

# Cenas

# Sopa de Carne con Pimienta y Cebolla

**Tiempo de Preparación:**
10 minutos
**Tiempo de Cocción:** 4-5 horas
**Porciones:** 4
**Nivel de Dificultad:** 1
**Costo:** $$

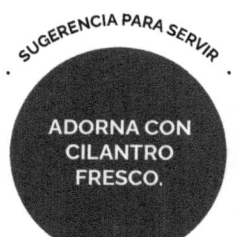

SUGERENCIA PARA SERVIR

ADORNA CON CILANTRO FRESCO.

## Ingredientes:

- 1 lb de carne de res magra en trozos
- 4 tazas de caldo de res reducido en sodio
- 1 lata (14.5 oz.) de tomates molidos
- 1 pimiento morrón rojo, rebanado
- 1 cebolla amarilla, picada
- 3 dientes de ajo, picados
- ½ taza de zanahorias, rebanadas
- 1 calabacín, cortado en rodajas
- • Sal y pimienta al gusto

## Instrucciones:

1. Añade todos los ingredientes a la base de una olla de cocción lenta.

2. Cocina en nivel bajo durante 4-5 horas.

**Información Nutricional:**
Carbohidratos: 9 g
Fibra: 2 g
Carbohidratos Netos: 7 g
Proteína: 17 g
Grasa: 13 g
Calorías: 222

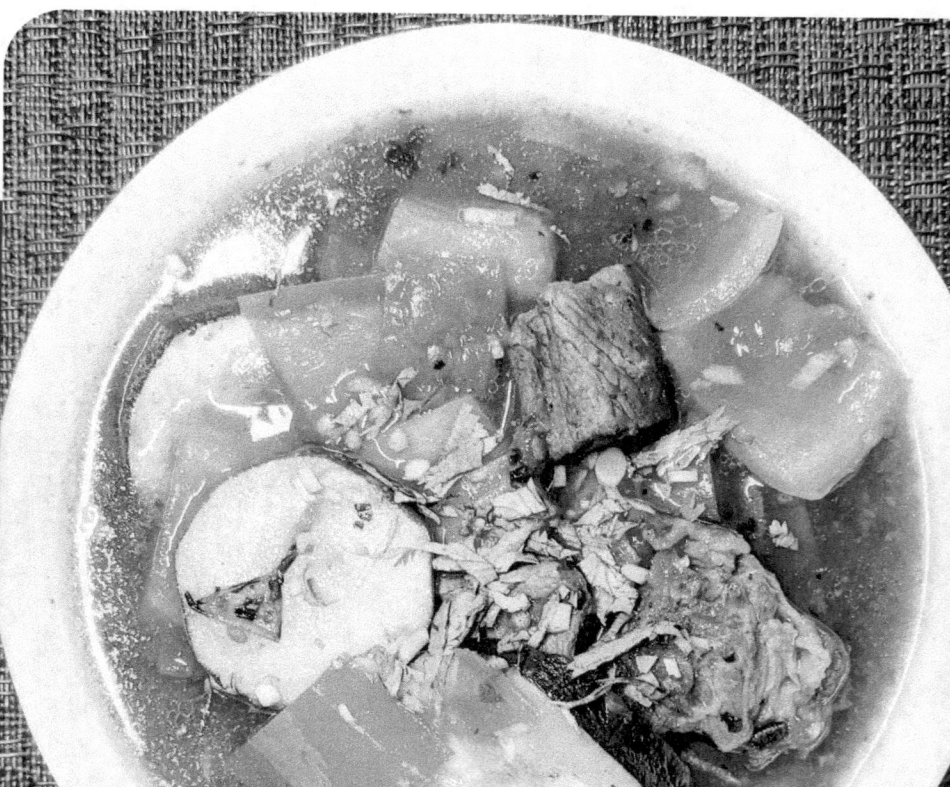

# Estofado de Carne de Res al Ajo

**Tiempo de Preparación:**
10 minutos
**Tiempo de Cocción:** 4-6 horas
**Porciones:** 6
**Nivel de Dificultad:** 1
**Costo:** $$

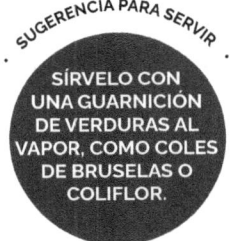

SUGERENCIA PARA SERVIR

SÍRVELO CON UNA GUARNICIÓN DE VERDURAS AL VAPOR, COMO COLES DE BRUSELAS O COLIFLOR.

## Ingredientes:

- 2 lb de carne de res para estofado, cortada en cubos
- ½ taza de zanahorias, rebanadas
- ½ taza de guisantes (chícharos) congelados
- 1 cebolla blanca pequeña, picada
- 2 cebollas verdes, finamente rebanadas
- 4 dientes de ajo, picados
- ½ cucharadita de sal de mar
- ½ cucharadita de pimienta negra
- 1 ½ taza de caldo de res reducido en sodio
- 1 cucharadita de Salsa Worcestershire

## Instrucciones:

1. Comienza añadiendo la carne cortada en cubos a la base de la olla de cocción lenta y luego cubre con las verduras.

2. Añade el caldo de carne y cocina en modo alto durante 4-6 horas.

**Información Nutricional:**
Carbohidratos: 5 g
Fibra: 1 g
Carbohidratos Netos: 4 g
Proteína: 28 g
Grasa: 25 g
Calorías 362

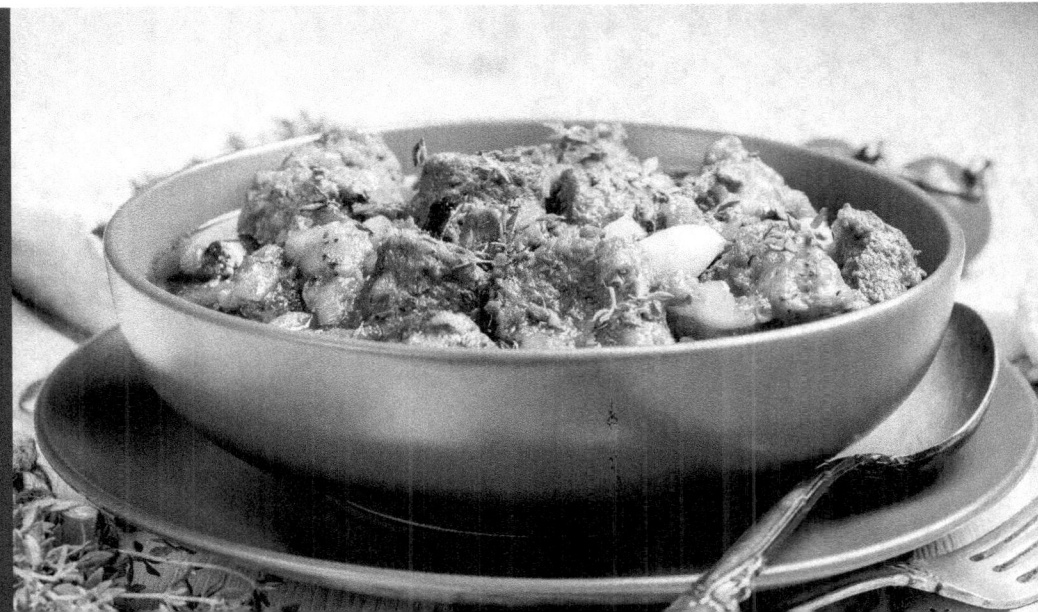

# Pollo Entero al Limón y Hierbas

**Tiempo de Preparación:**
10 minutos
**Tiempo de Cocción:** 4-6 horas
**Porciones:** 6
**Nivel de Dificultad:** 1
**Costo:** $$

*SUGERENCIA PARA SERVIR*

EXPRIME MÁS JUGO DE LIMÓN SOBRE EL POLLO ANTES DE SERVIRLO PARA DARLE UN SABOR EXTRA Y ACOMPÁÑALO CON LAS VERDURAS DE TU PREFERENCIA.

## Ingredientes:

- 1 pollo entero (4 lb)
- 2 cuartos de limón
- 4 dientes de ajo, picados
- 2 ramas de romero
- 1 cucharadita de tomillo deshidratado
- 1 cucharadita de cebolla en polvo
- ¼ de cucharadita de pimienta negra
- 1 cucharadita de sal

## Instrucciones:

1. Comienza mezclando el tomillo, la cebolla en polvo, la sal y la pimienta en un tazón pequeño.

2. Frota los condimentos sobre todo el pollo y colócalo en la olla de cocción lenta con el ajo, los cuartos de limón y las ramitas de romero.

3. Cocina en modo bajo por 4-6 horas o hasta que los jugos salgan claros.

4. Retira las ramitas de romero y los cuartos de limón antes de servir.

**Información Nutricional:**
Carbohidratos: 1 g
Fibra: 0 g
Carbohidratos Netos: 1 g
Proteína: 34 g
Grasa: 31 g
Calorías: 428

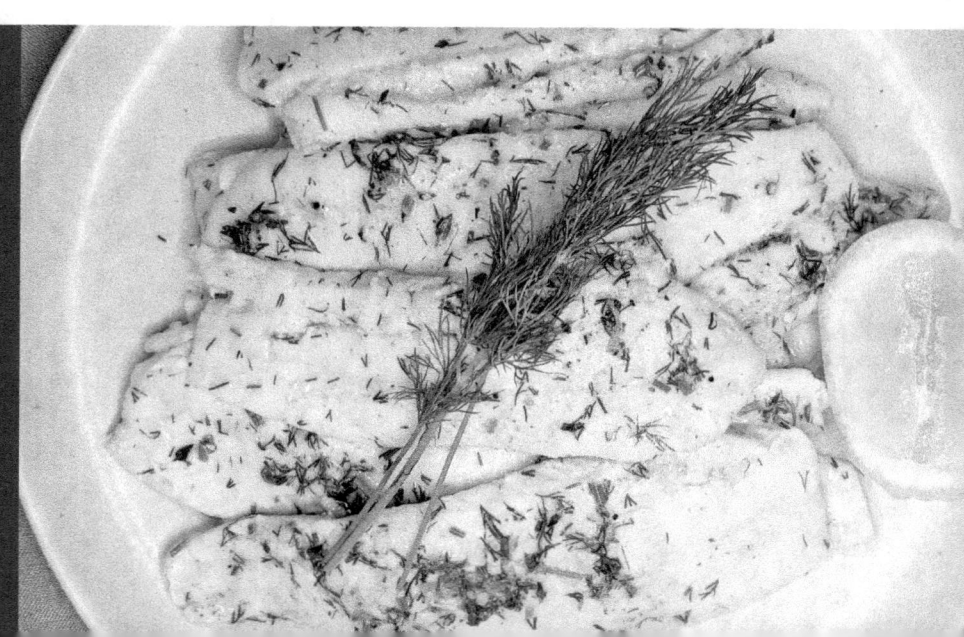

# Pollo al Curry con Maní

**Tiempo de Preparación:**
10 minutos
**Tiempo de Cocción:** 5 ½- 6 horas
**Porciones:** 4
**Nivel de Dificultad:** 1
**Costo:** $$

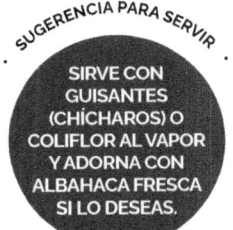

· SUGERENCIA PARA SERVIR ·

SIRVE CON GUISANTES (CHÍCHAROS) O COLIFLOR AL VAPOR Y ADORNA CON ALBAHACA FRESCA SI LO DESEAS.

## Ingredientes:

- 4 pechugas de pollo deshuesadas y sin piel, cortadas en cubos
- 1 taza de leche de coco entera sin azúcar
- 1 cucharadita de curry en polvo
- 1 cucharadita de pasta de curry

- 2 cucharadas de mantequilla de maní
- 2 cucharadas de aminoácidos de coco
- 1 cebolla amarilla, picada
- 1 pimiento morrón rojo, rebanado
- Chile rojo picante picado para decorar

## Instrucciones:

1. Comienza batiendo la leche de coco, la pasta de curry, el curry en polvo, la mantequilla de maní y los aminoácidos de coco en la base de la olla de cocción lenta.

2. Después, añade el resto de los ingredientes y cocina en modo alto durante 5 ½-6 horas.

3. Decora con chile rojo picante.

**Información Nutricional:**
Carbohidratos: 9 g
Fibra: 3 g
Carbohidratos Netos: 6 g
Proteína 31 g
Grasa: 22 g
Calorías 348

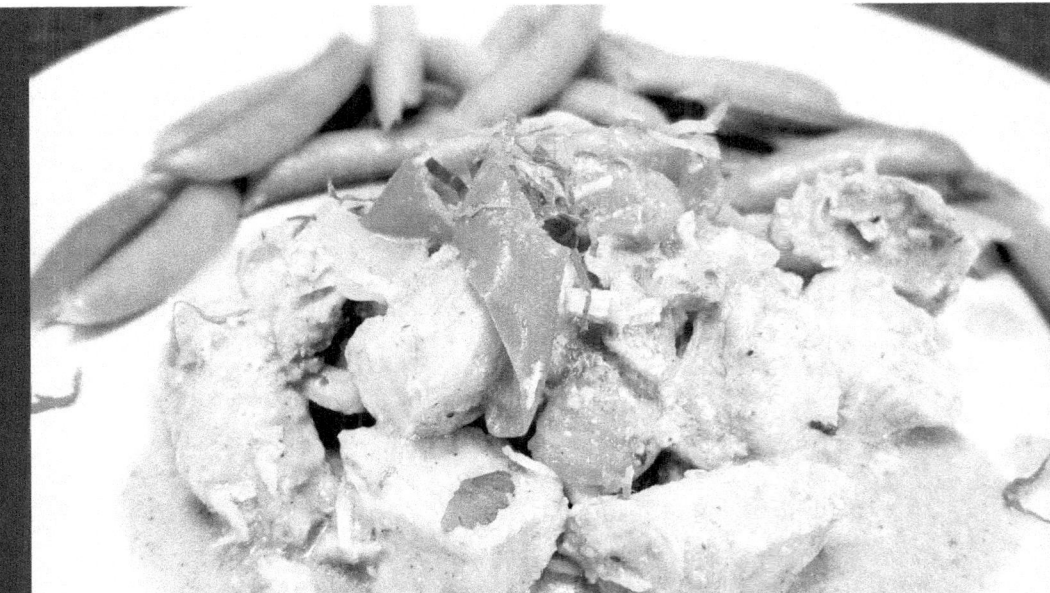

# Carne Molida con Tortillas de Harina de Coco

**Tiempo de Preparación:**
15 minutos
**Tiempo de Cocción:**
15 minutos
**Porciones:** 4
**Nivel de Dificultad:** 1
**Costo:** $$

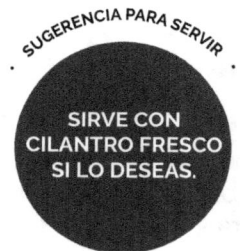

SUGERENCIA PARA SERVIR

SIRVE CON CILANTRO FRESCO SI LO DESEAS.

**Información Nutricional:**
Carbohidratos: 10 g
Fibra: 4 g
Carbohidratos Netos: 6 g
Proteína 22 g
Grasa: 29 g
Calorías: 378

## Ingredientes:

**Ingredientes de la Tortilla de Harina de Coco:**
- ¼ de taza de harina de coco, cernida
- 2 huevos
- ½ taza de leche de coco entera sin azúcar
- 1 cucharada de aceite de coco para cocinar

**Ingredientes del Relleno de Carne Molida:**
- 1 lb de carne de res molida
- 4 cucharadas de pasta de tomate
- 1 cucharadita de comino
- 1 cucharadita de pimentón
- ½ cucharadita de granos de pimienta negra, molidos
- ½ cucharadita de sal
- 1 cucharada de aceite de coco

## Instrucciones:

1. Mezcla todos los ingredientes de la tortilla de coco en un tazón grande. Deja reposar la masa durante 5 minutos antes de cocinarla.

2. Mientras la masa está reposando, calienta el aceite de coco en una sartén grande a fuego lento o medio. Vierte una cuarta parte de la mezcla en la sartén y cocínala durante 1-2 minutos por cada lado hasta que los lados empiecen a dorarse. Repite este paso con el resto de la mezcla.

3. Limpia una sartén grande con toallas de papel y ponla a fuego medio con el aceite de coco listado en los ingredientes del relleno de carne molida.

4. Agrega la carne de res molida, la pasta de tomate y los condimentos en la sartén, y revuelve hasta que se integren.

5. Cocina durante 7-10 minutos o hasta que la carne de res molida esté bien cocida.

6. Divídela en 4 porciones y sírvela con una tortilla de coco.

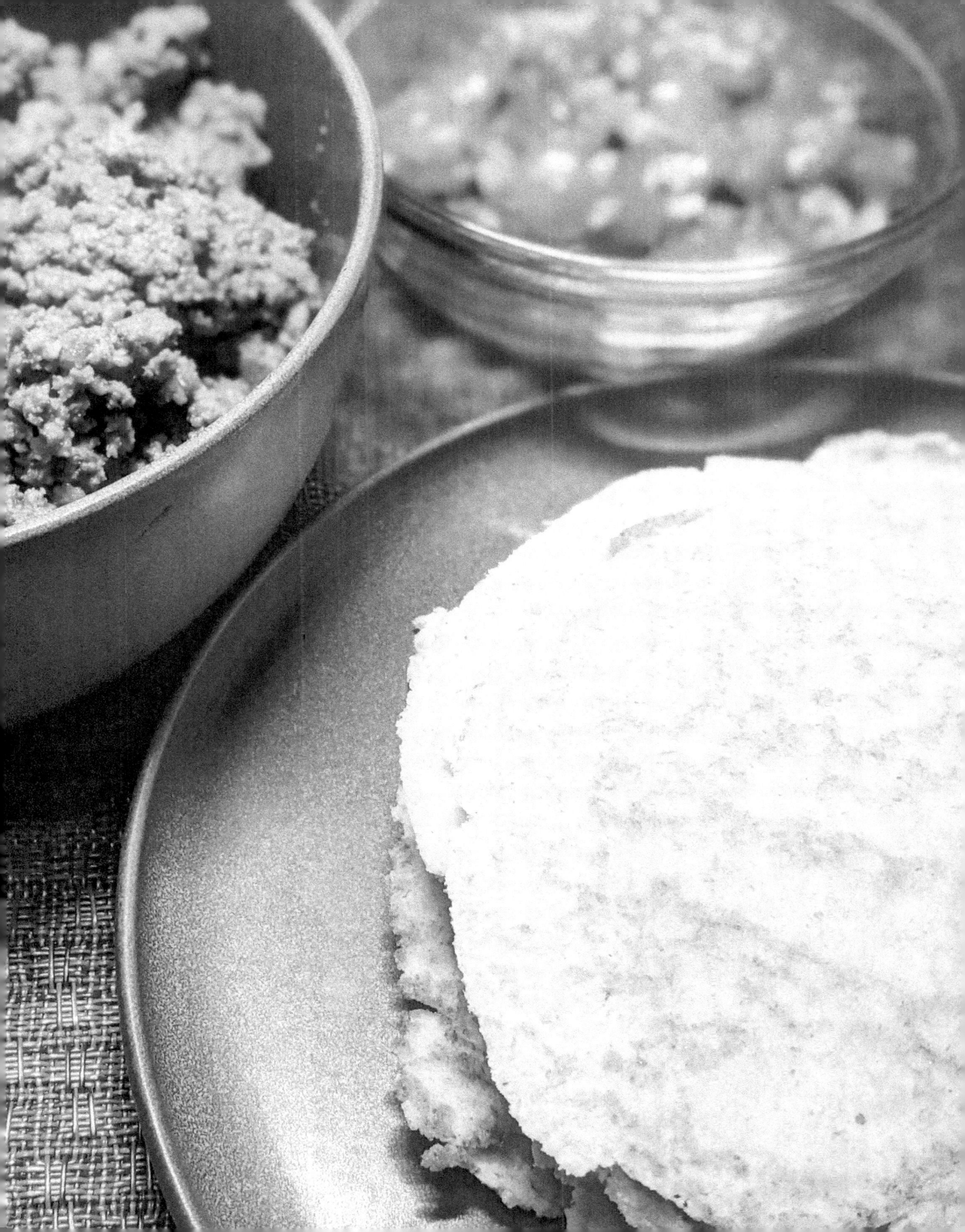

# Platillo de Pollo con Judías Verdes (Ejotes) a las Hierbas

**Tiempo de Preparación:**
15 minutos

**Tiempo de Cocción:**
25-30 minutos

**Porciones:** 3

**Nivel de Dificultad:** 1

**Costo:** $$

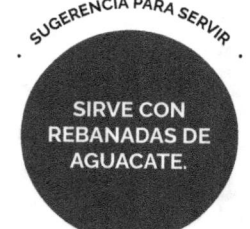

SUGERENCIA PARA SERVIR

SIRVE CON REBANADAS DE AGUACATE.

## Ingredientes:

- 2 pechugas de pollo enteras
- 1 taza de judías verdes (ejotes), cortadas en trozos pequeños
- 8 tomates cherry, cortados por la mitad
- 2 cucharadas de aceite de oliva
- 1 cucharada de sazonador italiano
- 1 cucharadita de sal
- 1 cucharadita de pimienta negra

## Instrucciones:

1. Precalienta una sartén grande a fuego medio con el aceite de oliva.

2. Sazona el pollo con el sazonador italiano, sal y pimienta.

3. Añade el pollo a la sartén y cocínalo durante unos 10 minutos por cada lado o hasta que esté bien cocido.

4. Después, añade las judías verdes (ejotes) y los tomates y cocina durante otros 5-7 minutos.

5. ¡Disfruta de inmediato!

**Información Nutricional:**
Carbohidratos: 6 g
Fibra: 2 g
Carbohidratos Netos: 4 g
Proteína: 19 g
Grasa: 11 g
Calorías: 196

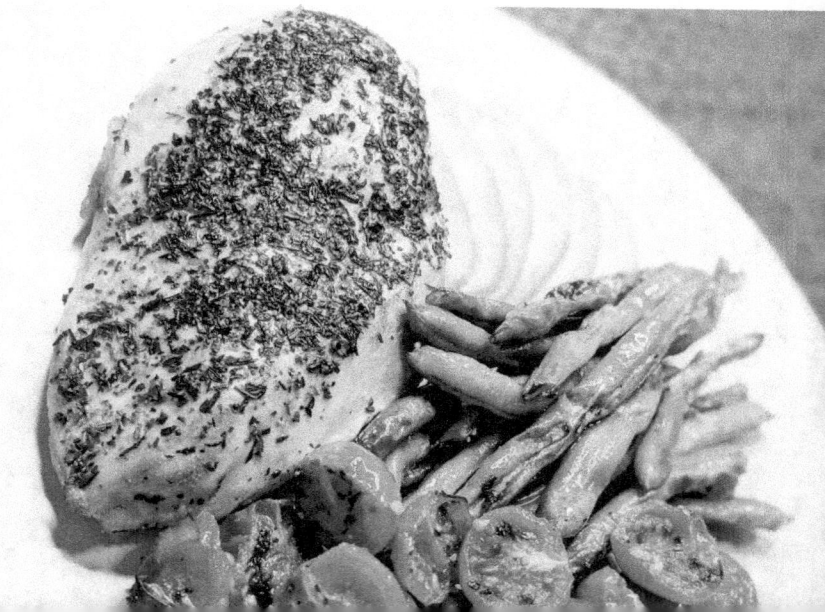

# Chuletas de Cordero al Ajo y al Tomillo

**Tiempo de Preparación:**
15 minutos
**Tiempo de Cocción:**
20-25 minutos
**Porciones:** 6
**Nivel de Dificultad:** 1
**Costo:** $$

SUGERENCIA PARA SERVIR

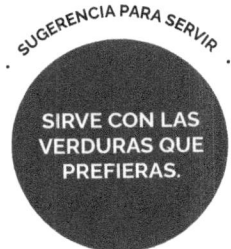

SIRVE CON LAS VERDURAS QUE PREFIERAS.

## Ingredientes:

- 6 (4 oz.) chuletas de cordero
- 4 dientes de ajo, enteros
- 3 cucharadas de aceite de oliva
- 1 cucharadita de tomillo molido
- 2 ramitas de tomillo
- 1 cucharadita de sal
- 1 cucharadita de pimienta negra

## Instrucciones:

1. Precalienta una sartén grande a fuego medio con el aceite de oliva.

2. Sazona las chuletas de cordero con la sal, la pimienta y el tomillo.

3. Añade las chuletas de cordero a la sartén con las ramitas de tomillo y el ajo.

4. Cocina alrededor de 3-4 minutos por cada lado.

5. ¡Disfruta de inmediato!

**Información Nutricional:**
Carbohidratos: 1 g
Fibra: 0 g
Carbohidratos Netos: 1 g
Proteína: 14 g
Grasa: 21 g
Calorías: 252

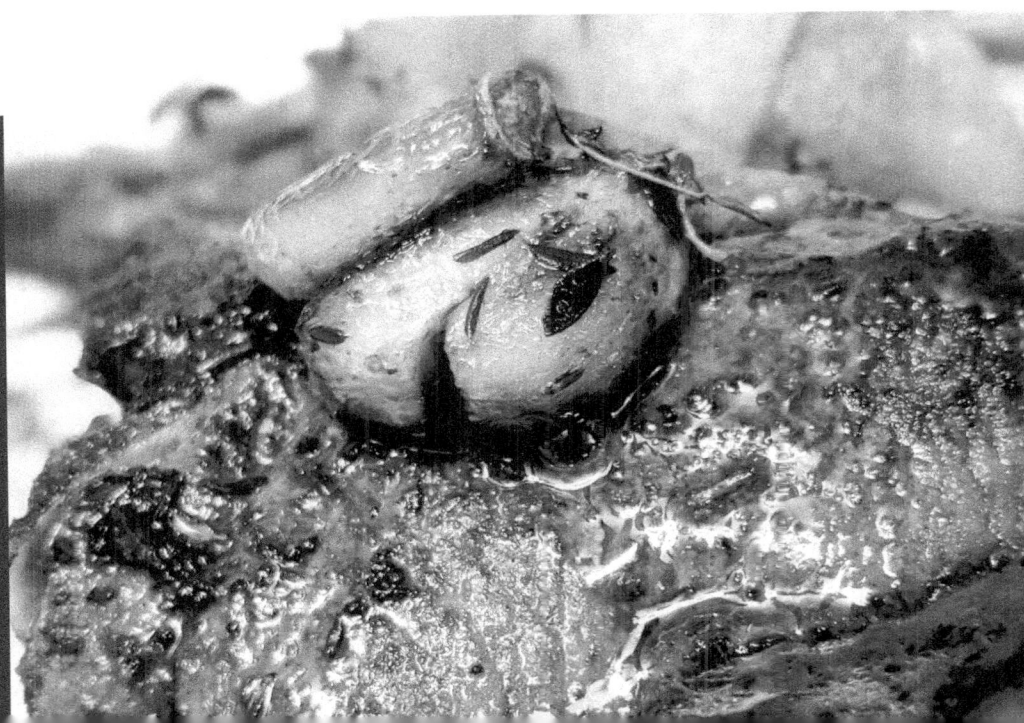

# Tofu Frito con Sésamo

**Tiempo de Preparación:**
15 minutos
**Tiempo de Cocción:**
15 minutos
**Porciones:** 4
**Nivel de Dificultad:** 1
**Costo:** $$

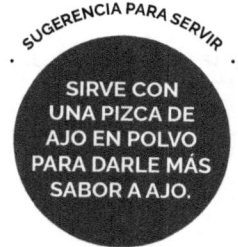

SUGERENCIA PARA SERVIR

SIRVE CON UNA PIZCA DE AJO EN POLVO PARA DARLE MÁS SABOR A AJO.

## Ingredientes:

- 1 paquete (14 onzas) de tofu extra firme
- 6 tazas de espinacas frescas
- 3 dientes de ajo, picados
- ¼ de taza de aminoácidos de coco
- 2 cucharaditas de aceite de sésamo (ajonjolí)
- 2 cucharadas de semillas de sésamo (ajonjolí)
- 1 cucharada de aceite de coco

## Instrucciones:

1. Saca el bloque de tofu del empaque y prénsalo (consulta los consejos de cocina acerca de cómo prensar el tofu). Después, corta el tofu en cubos.

2. Añade los aminoácidos de coco y el aceite de sésamo (ajonjolí) a un tazón y agrega los cubos de tofu. Permite que el tofu absorba la marinada durante 5-10 minutos.

3. A continuación, precalienta una sartén grande a fuego medio con el aceite de coco. Añade los cubos de tofu y saltéalos durante 7-8 minutos o hasta que se doren.

4. Añade el ajo y las espinacas. Saltea durante otros 3-5 minutos o hasta que las espinacas estén blandas.

5. Sirve en un tazón grande y cubre con semillas de sésamo (ajonjolí).

6. Divide en cuatro porciones y disfruta.

**Información Nutricional:**
Carbohidratos: 6 g
Fibra: 2 g
Carbohidratos Netos: 4 g
Proteína: 13 g
Grasa: 14 g
Calorías: 188

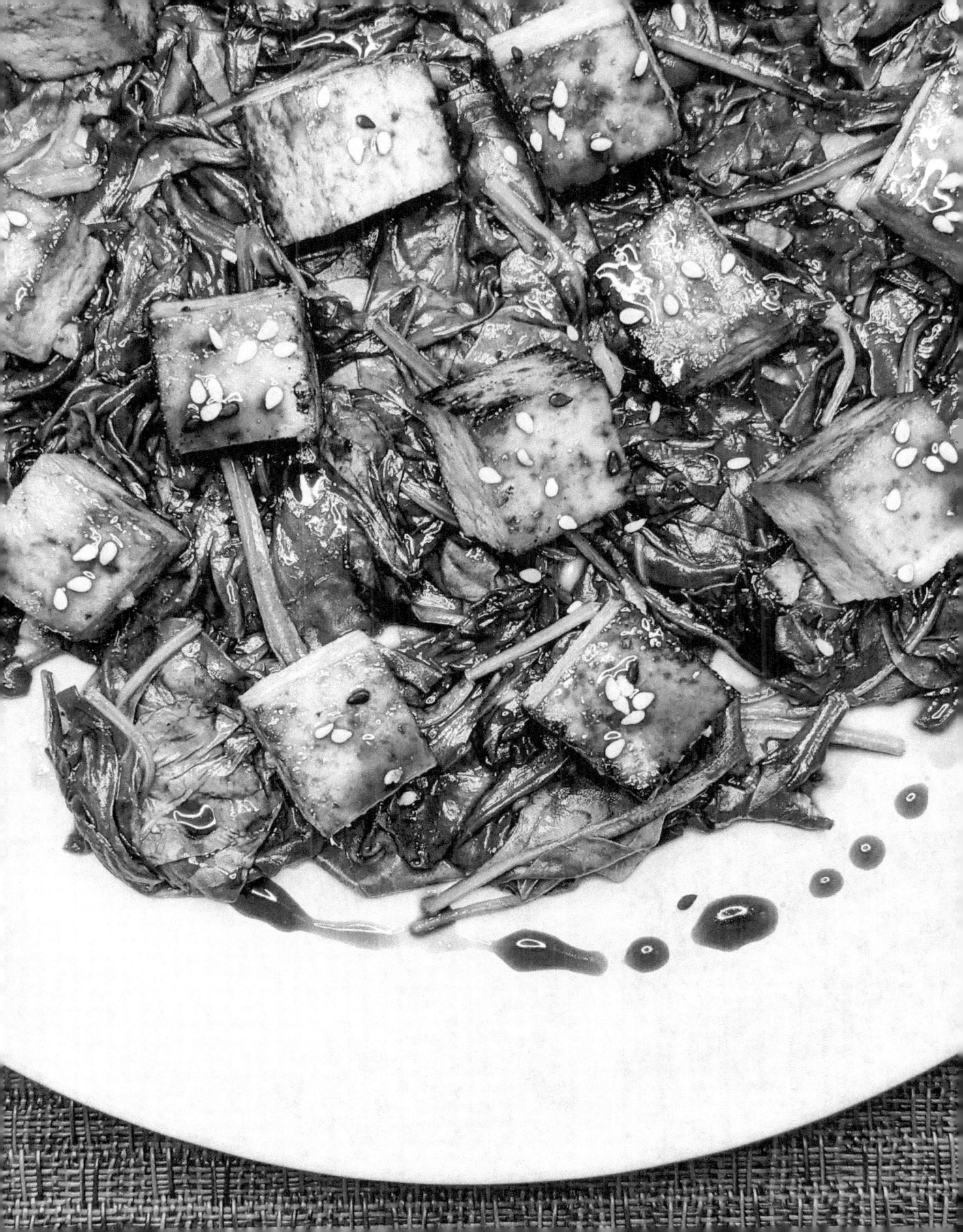

# Salmón Salvaje al Eneldo

**Tiempo de Preparación:**
10 minutos
**Tiempo de Cocción:** 2 horas
**Porciones:** 4
**Nivel de Dificultad:** 1
**Costo:** $$$

**SUGERENCIA PARA SERVIR**

SÍRVELO CON UNA ENSALADA O CON BRÓCOLI AL VAPOR O JUDÍAS VERDES (EJOTES). AÑADE UN POCO MÁS DE JUGO DE LIMÓN FRESCO SI LO DESEAS.

## Ingredientes:

- 2 libras de salmón salvaje con piel
- 2 tazas de agua
- 1 taza de caldo de verduras bajo en sodio
- 1 limón, finamente rebanado
- 1 cebolla, finamente picada
- 3 ramitas de eneldo
- Sal y pimienta al gusto

## Instrucciones:

1. Simplemente coloca todos los ingredientes en una olla de cocción lenta, añadiendo el salmón en la base de la olla y luego agregando el resto de los ingredientes.

2. Cocina durante 2 horas en modo alto o hasta que el pescado comience a desmenuzarse.

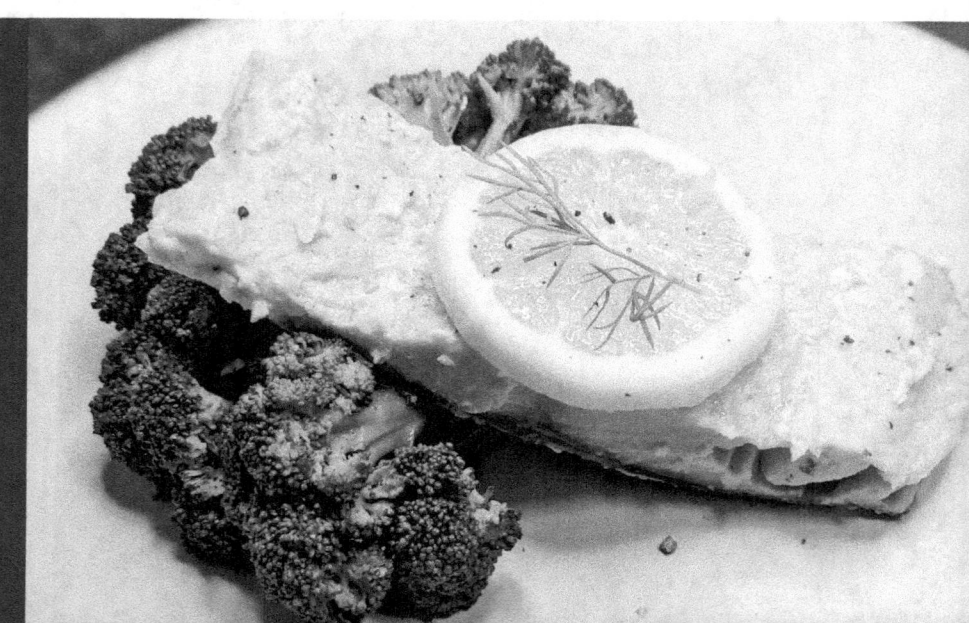

**Información Nutricional:**
Carbohidratos: 3 g
Fibra: 1 g
Carbohidratos Netos: 2 g
Proteína: 50 g
Grasa: 13 g
Calorías: 341

# Pastel de Carne al Balsámico

**Tiempo de Preparación:**
10 minutos
**Tiempo de Cocción:**
60 minutos
**Porciones:** 6
**Nivel de Dificultad:** 2
**Costo:** $$

· SUGERENCIA PARA SERVIR ·

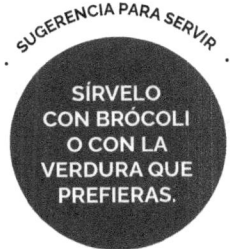

SÍRVELO CON BRÓCOLI O CON LA VERDURA QUE PREFIERAS.

## Ingredientes:

- 1 lb de carne de res molida
- 1 cebolla amarilla, finamente picada
- 2 dientes de ajo, picados
- 2 cucharadas de pasta de tomate
- ¼ de taza de vinagre balsámico

(sin gluten)
- 1 cucharada de sazonador italiano
- 1 cucharadita de sal
- ½ cucharadita de pimienta negra
- Aceite de coco para engrasar

## Instrucciones:

1. Comienza precalentando el horno a 350°F y engrasando un molde para pan de 9 x 5 con aceite de coco.

2. Añade todos los ingredientes a un tazón grande y mézclalos bien.

3. Añade la mezcla al molde engrasado y hornea durante 55-60 minutos o hasta que el pastel de carne esté completamente cocido.

4. Deja que se enfríe durante 10 minutos antes de cortarlo en rebanadas.

**Información Nutricional:**
Carbohidratos: 4 g
Fibra: 1 g
Carbohidratos Netos: 3 g
Proteína: 24 g
Grasa: 6 g
Calorías: 163

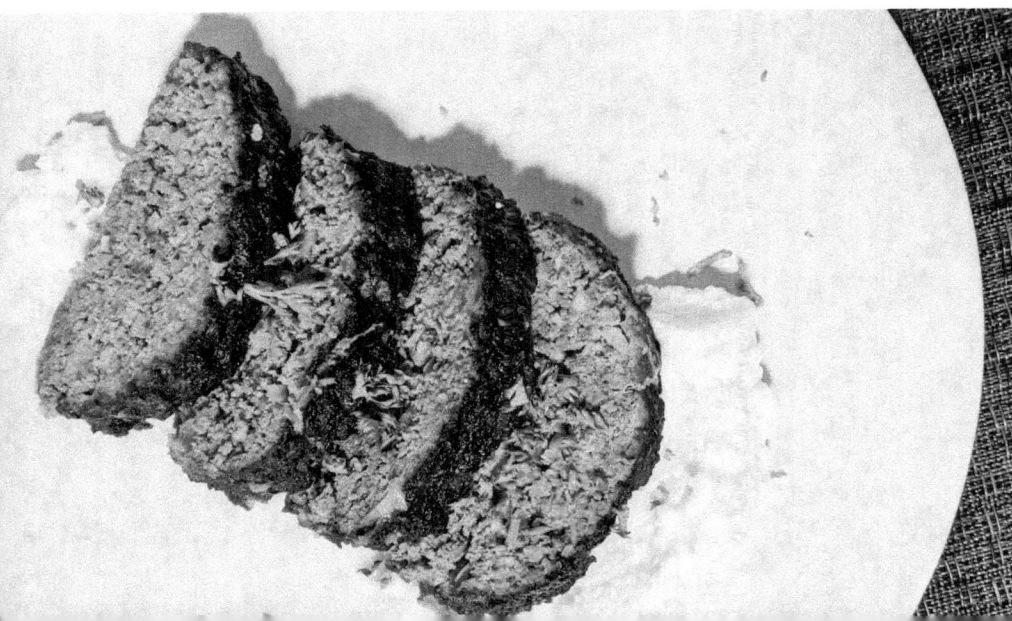

# Pollo Frito a las Hierbas

**Tiempo de Preparación:**
15 minutos
**Tiempo de Cocción:**
20-25 minutos
**Porciones:** 4
**Nivel de Dificultad:** 2
**Costo:** $

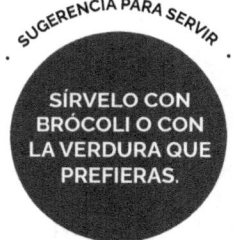

SUGERENCIA PARA SERVIR

SÍRVELO CON BRÓCOLI O CON LA VERDURA QUE PREFIERAS.

## Ingredientes:

- 4 pechugas de pollo deshuesadas y sin piel
- 1 huevo
- ½ taza de harina de almendras
- ½ cucharadita de cebolla en polvo
- 1 cucharadita de ajo en polvo
- 1 cucharada de sazonador italiano
- ½ cucharadita de pimentón
- 1 cucharadita de sal
- Aceite de coco para engrasar

## Instrucciones:

1. Comienza precalentando el horno a 350°F y engrasa un molde para hornear con aceite de coco.

2. Añade el huevo a un tazón pequeño y luego añade la harina de almendras con los condimentos a otro tazón.

3. Sumerge las pechugas de pollo en la mezcla de huevo, cubriendo ambos lados, y luego sumérgelas en la mezcla de harina de almendras, cubriendo de nuevo ambos lados.

4. Agrega las pechugas de pollo a la bandeja para hornear y hornea durante 20-25 minutos o hasta que el pollo ya no esté rosado en el centro. Dale la vuelta al pollo cuando haya pasado la mitad del tiempo.

**Información Nutricional:**
Carbohidratos: 2 g
Fibra: 1 g
Carbohidratos Netos: 1 g
Proteína: 45 g
Grasa: 15 g
Calorías: 328

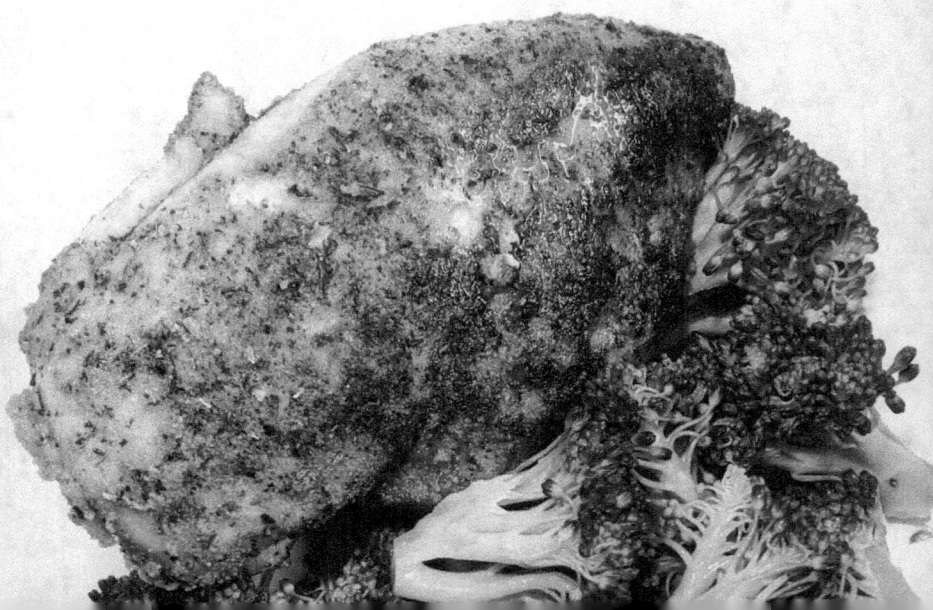

# Pollo Caribeño

**Tiempo de Preparación:**
10 minutos

**Tiempo de Cocción:**
20 minutos

**Porciones:** 4

**Nivel de Dificultad:** 2

**Costo:** $$

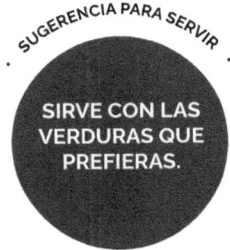

SUGERENCIA PARA SERVIR

SIRVE CON LAS VERDURAS QUE PREFIERAS.

## Ingredientes:

- 4 pechugas de pollo (con hueso y piel)
- 1 cebolla roja, pelada y picada
- 4 cucharadas de aceite de coco derretido
- 1 cucharada de salsa de soya
- 1 cucharada de ralladura de limón
- 2 cucharaditas de jengibre molido
- 1 cucharada de chile jalapeño, sin semillas, picado
- Jugo de 1 limón
- 1 limón, cortado en cuartos, para servir (opcional)

## Instrucciones:

1. Haz un puré con todos los ingredientes en un procesador de alimentos, excepto las pechugas de pollo.

2. Pasa la marinada a un tazón y añade las pechugas de pollo. Déjalas marinar durante al menos 2 horas en el refrigerador antes de cocinarlas.

3. Después de que el pollo se haya marinado, calienta tu parrilla y asa cada lado del pollo durante unos 10 minutos o hasta que el pollo esté bien cocido.

4. Sirve con un cuarto de limón fresco, si lo deseas.

**Información Nutricional:**
Carbohidratos: 3 g
Fibra: 0 g
Carbohidratos Netos: 3 g
Proteína: 27 g
Grasa: 17 g
Calorías: 268

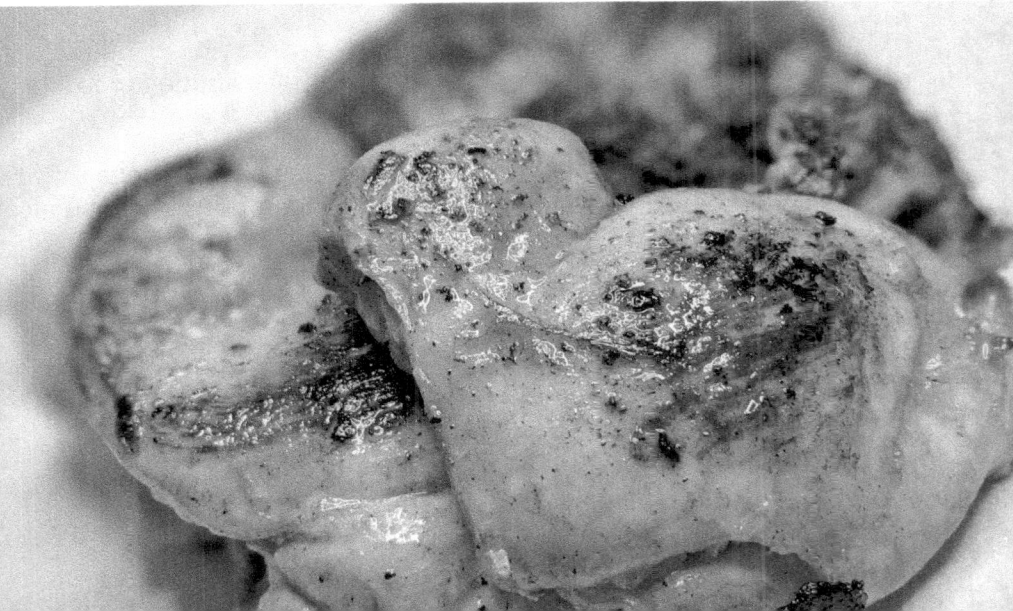

# Hamburguesas Jamaicanas

**Tiempo de Preparación:**
20 minutos
**Tiempo de Cocción:**
30 minutos
**Porciones:** 2
**Nivel de Dificultad:** 2
**Costo:** $$

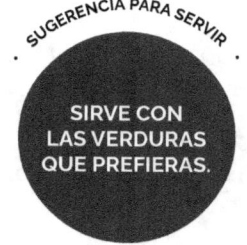

SUGERENCIA PARA SERVIR

**SIRVE CON LAS VERDURAS QUE PREFIERAS.**

**Información Nutricional:**
Carbohidratos: 13 g
Fibra: 2 g
Carbohidratos Netos: 11 g
Proteína: 14 g
Grasa: 23 g
Calorías: 307

## Ingredientes:

- 2 huevos
- ½ taza de leche de coco
- 2 cucharadas de aceite de coco
- ½ taza de harina de coco
- ½ cucharadita de polvo para hornear
- 1 cucharadita de cúrcuma
- ½ libra de carne de res molida
- ½ cebolla, pelada y picada
- 1 pizca de comino
- 1 pizca de sal y pimienta negra molida
- 1 chile jalapeño, sin semillas, picado

## Instrucciones:

1. Bate la leche y los huevos hasta que estén bien integrados.

2. Añade el aceite de coco y la harina de coco, sigue batiendo. Agrega la cúrcuma, la sal y la pimienta negra. Mezcla hasta que quede uniforme.

3. Saltea la cebolla en una sartén con la carne de res molida, el comino y el chile jalapeño picado. Cocina hasta que la carne ya no esté rosada.

4. Precalienta el horno a 350°F y forra una bandeja para hornear con papel pergamino.

5. Toma la masa y haz 4 bolas, y aplana la bola en la bandeja para hornear. Añade la mezcla de carne en dos porciones de masa.

6. Coloca una porción de la masa sobre otra para crear 2 grandes hamburguesas jamaicanas, y presiona para sellar los bordes.

7. Hornea durante 30 minutos.

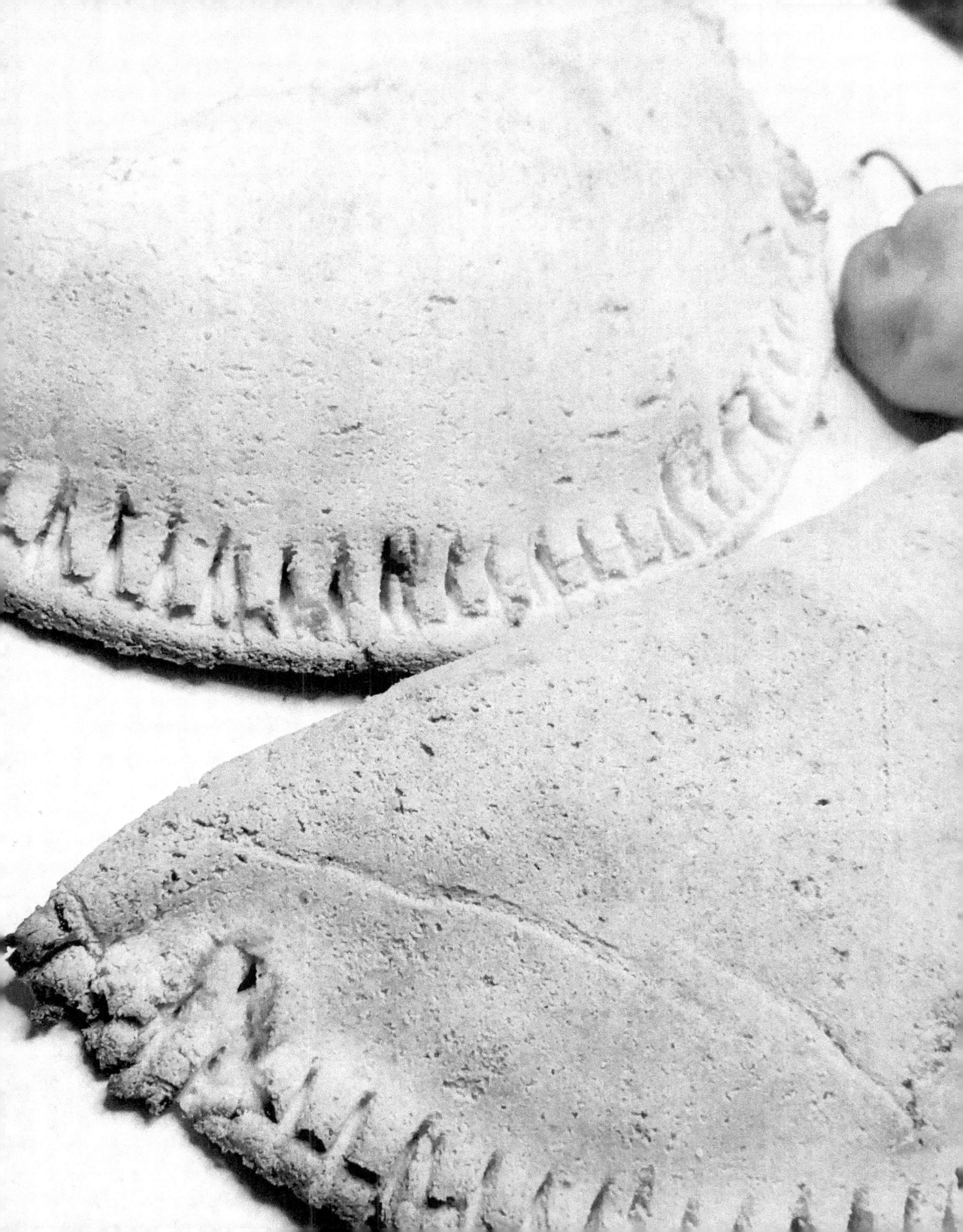

# Salmón Ennegrecido

**Tiempo de Preparación:**
20 minutos

**Tiempo de Cocción:**
25 minutos

**Porciones:** 2

**Nivel de Dificultad:** 2

**Costo:** $$$

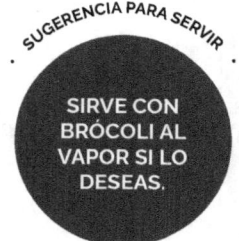

SUGERENCIA PARA SERVIR

SIRVE CON BRÓCOLI AL VAPOR SI LO DESEAS.

## Ingredientes:

- 2 filetes de salmón
- 1 aguacate
- 1 cucharada de mayonesa
- 1 cucharada de condimento para ennegrecer
- 1 taza de lechuga
- 1 pizca de sal de mar

## Instrucciones:

1. Machaca el aguacate y añade la mayonesa, mezclando hasta que se integren.

2. Precalienta la parrilla.

3. Mientras se calienta la parrilla, unta los condimentos en ambos lados de los filetes de salmón y ponlos en la parrilla. Asa alrededor de 5 minutos por lado o hasta que se cocine.

4. Sirve sobre la lechuga y cubre con la salsa de aguacate.

**Información Nutricional:**
Carbohidratos: 4 g
Fibra: 3 g
Carbohidratos Netos: 1 g
Proteína: 51 g
Grasa: 38 g
Calorías: 568

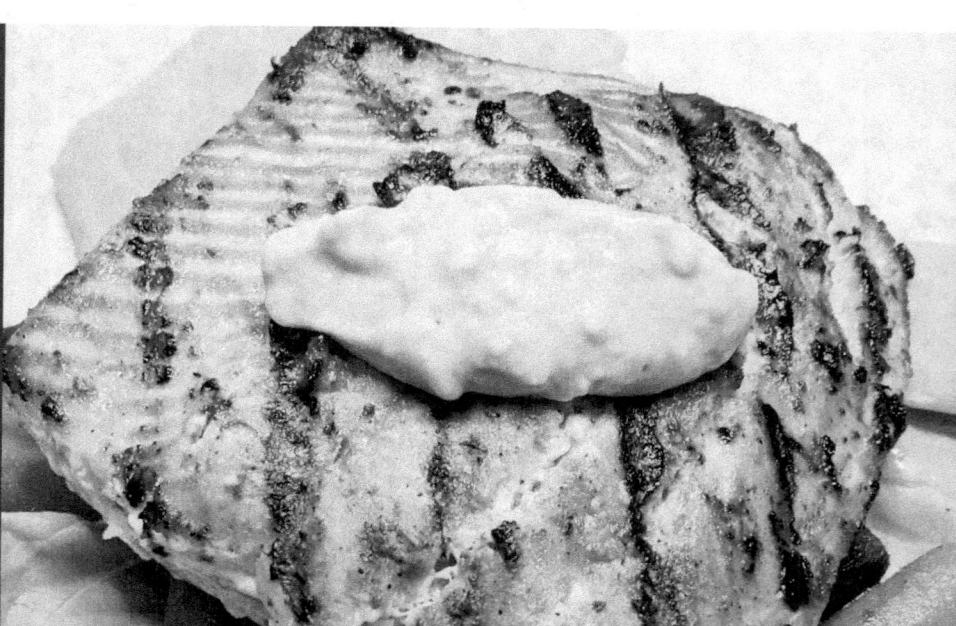

# Sopa de Pollo Tailandesa

**Tiempo de Preparación:**
10 minutos

**Tiempo de Cocción:**
30 minutos

**Porciones:** 4

**Nivel de Dificultad:** 2

**Costo:** $$

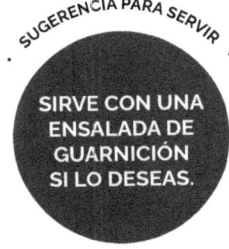

SUGERENCIA PARA SERVIR

SIRVE CON UNA ENSALADA DE GUARNICIÓN SI LO DESEAS.

## Ingredientes:

- 2 pechugas de pollo, finamente rebanadas
- 1 lata (15 onzas) de leche de coco
- 1 cebolla, pelada y picada
- 3 dientes de ajo, pelados y picados
- 6 tazas de caldo de pollo
- 2 cucharadas de pasta de curry verde
- 1 cucharada de salsa de pescado
- 2 zanahorias, peladas y cortadas en medias lunas
- 1 calabacín, cortado en rodajas
- Una pizca de sal de mar
- 1 cucharada de aceite de oliva

## Instrucciones:

1. Calienta una olla grande a fuego medio y añade el aceite de oliva. Comienza a saltear la cebolla de 2 a 4 minutos. Añade el ajo y saltea un minuto más.

2. Agrega el resto de los ingredientes y lleva a ebullición.

3. Cocina a fuego lento de 20 a 25 minutos o hasta que el pollo esté bien cocido y las verduras estén blandas.

4. Sirve de inmediato.

**Información Nutricional:**
Carbohidratos: 17 g
Fibra: 5 g
Carbohidratos Netos: 12 g
Proteína: 19 g
Grasa: 35 g
Calorías: 430

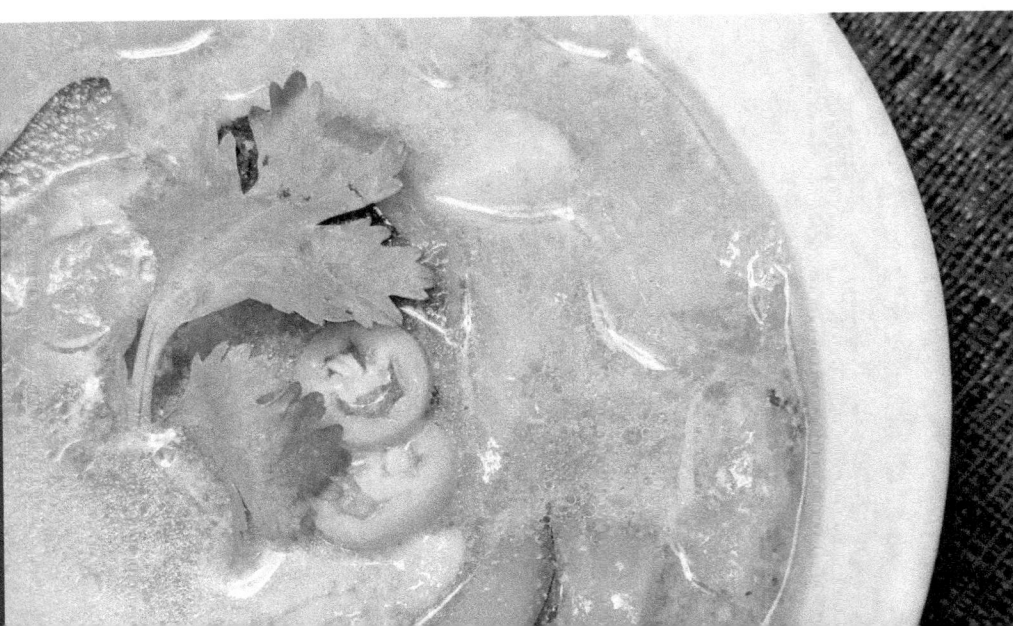

# Pollo General Tso

**Tiempo de Preparación:**
15 minutos
**Tiempo de Cocción:**
10 minutos
**Porciones:** 5
**Nivel de Dificultad:** 2
**Costo:** $$

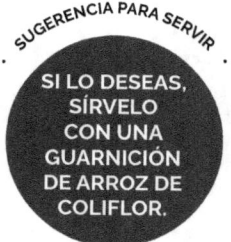

SUGERENCIA PARA SERVIR

SI LO DESEAS, SÍRVELO CON UNA GUARNICIÓN DE ARROZ DE COLIFLOR.

**Información Nutricional:**
Carbohidratos: 3 g
Fibra: 2 g
Carbohidratos Netos: 1 g
Proteína: 36 g
Grasa: 22 g
Calorías: 355

## Ingredientes:

- 6 pechugas de pollo deshuesadas y sin piel, cortadas en cubos
- ½ taza de harina de almendras
- 1 huevo
- 3 cucharadas de aceite de coco
- 2 cucharadas de caldo de pollo
- 2 cucharadas de vinagre de arroz
- 2 cucharadas de salsa de soya
- ¼ de cucharadita de aceite de sésamo (ajonjolí)
- ½ cucharadita de cebolla en polvo
- 1 cucharadita de hojuelas de chile rojo
- 1 pizca de jengibre molido
- Cebollas verdes, para decorar

## Instrucciones:

1. En un tazón grande, mezcla el vinagre de arroz, la salsa de soya, el aceite de sésamo (ajonjolí), el caldo de pollo, las hojuelas de chile rojo, la cebolla en polvo y el jengibre y reserva.

2. En un tazón aparte, bate el huevo y resérvalo.

3. En otro tazón, añade la harina de almendras.

4. Coge los cubos de pollo, sumérgelos en la harina de almendras y cúbrelos por ambos lados. Sumérgelos en la mezcla de huevo para cubrirlos. Añádelos a la mezcla de aderezo hasta cubrir bien ambos lados.

5. En una sartén grande, calienta el aceite a fuego medio y añade la salsa de soya sobrante y una pizca de harina de almendras para espesar un poco la salsa.

6. Añade los cubos de pollo y saltéalos durante unos 7 minutos por cada lado o hasta que estén bien dorados y cocidos.

7. Sirve con cebollas verdes, si lo deseas.

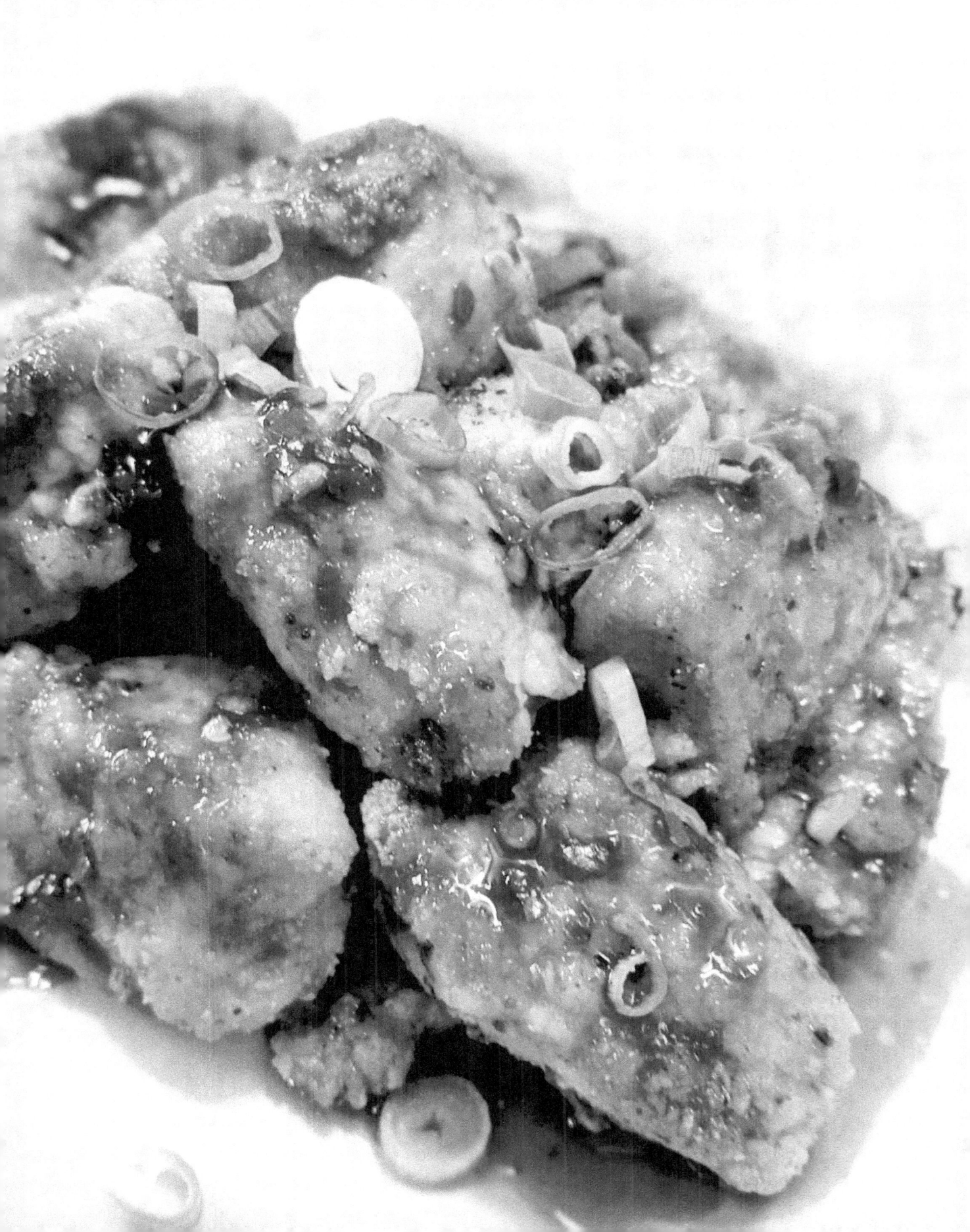

# Carne de Res y Brócoli

**Tiempo de Preparación:**
15 minutos
**Tiempo de Cocción:**
10 minutos
**Porciones:** 4
**Nivel de Dificultad:** 2
**Costo:** $$

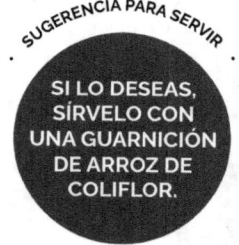

SUGERENCIA PARA SERVIR

SI LO DESEAS, SÍRVELO CON UNA GUARNICIÓN DE ARROZ DE COLIFLOR.

**Información Nutricional:**
Carbohidratos: 12 g
Fibra: 1 g
Carbohidratos Netos: 11 g
Proteína: 30 g
Grasa: 15 g
Calorías: 296

## Ingredientes:

- ½ taza de salsa de soya baja en sodio
- ¼ de taza de fécula de maíz
- ½ cucharada de jengibre recién rallado
- 1 cucharada de ajo en polvo
- 1 libra de Bistec de falda, finamente rebanado
- 2 cucharadas de aceite de maní
- 2 tazas de floretes de brócoli
- 2 cucharadas de salsa de pescado
- ¼ de taza de col rallada, para decorar

## Instrucciones:

1. Coloca la carne rebanada en un tazón y reserva.

2. En otro tazón, añade la salsa de soya, la salsa de pescado, la fécula de maíz, el jengibre y el ajo. Vierte la mitad de esta mezcla sobre la carne.

3. Calienta una sartén grande a fuego medio con 1 cucharada de aceite de maní y añade el brócoli. Saltea durante 2 minutos y luego colócalo en un platón.

4. En la misma sartén, vierte el resto de la cucharada de aceite de maní y añade la carne. Cocina durante aproximadamente 1 minuto por cada lado hasta que se dore.

5. Agrega el resto de la mezcla de la salsa y cocina a fuego alto hasta que la salsa comience a espesar.

6. Añade el brócoli de nuevo a la sartén y revuelve hasta que se integren.

7. Sirve en 4 platos diferentes y cubre con col rallada, si lo deseas.

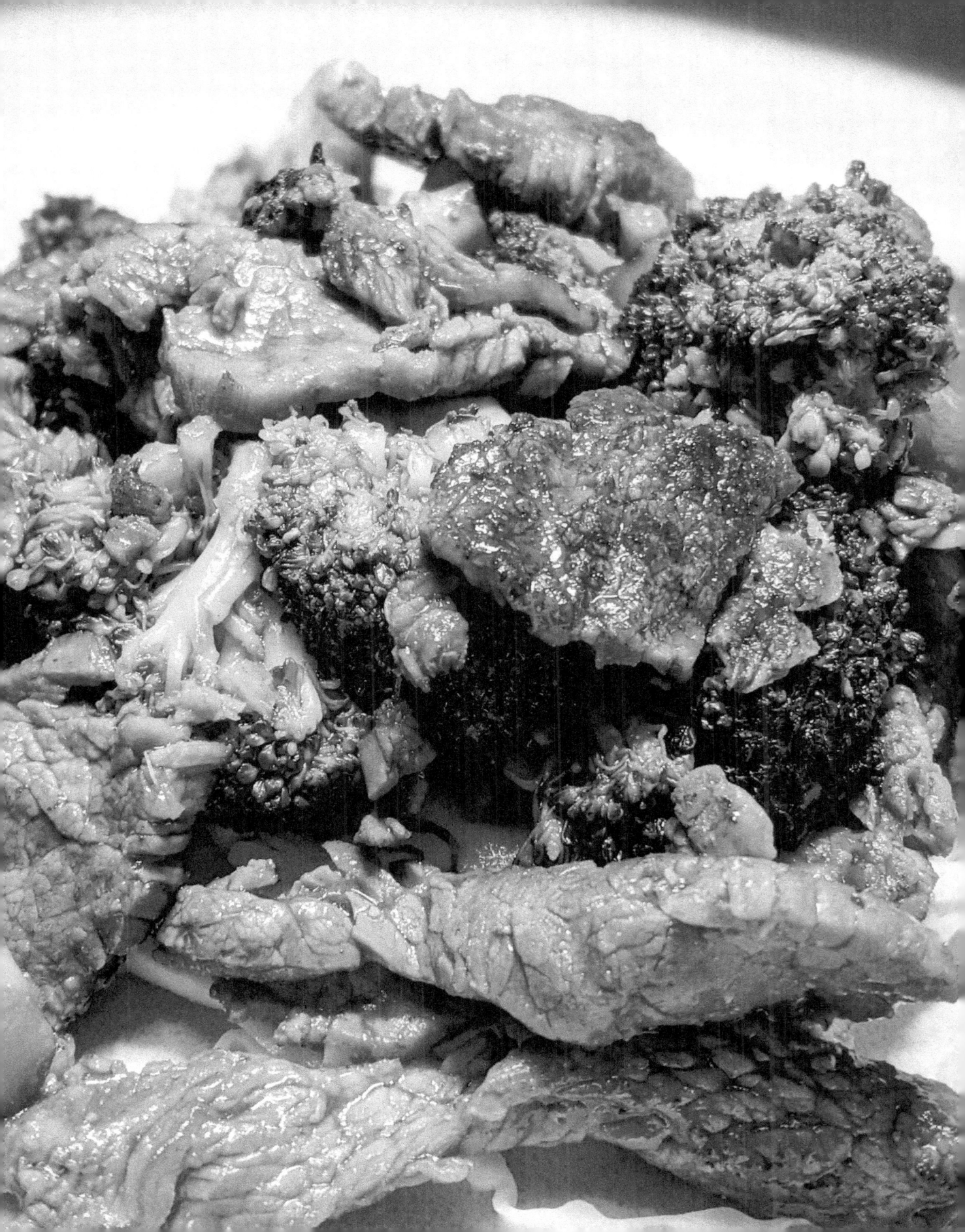

# Camarones al Ajo

**Tiempo de Preparación:**
10 minutos

**Tiempo de Cocción:**
10 minutos

**Porciones:** 3

**Nivel de Dificultad:** 2

**Costo:** $$

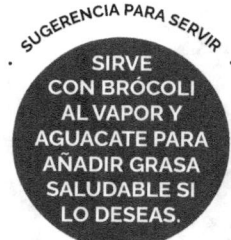

SUGERENCIA PARA SERVIR

SIRVE CON BRÓCOLI AL VAPOR Y AGUACATE PARA AÑADIR GRASA SALUDABLE SI LO DESEAS.

## Ingredientes:

- 1 libra de camarones pelados y desvenados, dejando las colas
- 2 cucharadas de salsa de pescado
- 1 cucharada de salsa de soya
- 1 cucharadita de aceite de sésamo (ajonjolí)
- 1 cucharada de fécula de maíz
- 4 dientes de ajo, pelados y picados
- 2 cebollas verdes, finamente picadas, para decorar
- 1 cucharada de aceite de maní, para cocinar

## Instrucciones:

1. Bate la salsa de pescado, la salsa de soya, el aceite de sésamo (ajonjolí), el ajo y la fécula de maíz en un tazón hasta que la mezcla sea homogénea.

2. Precalienta una sartén grande a fuego medio con el aceite de maní. Una vez caliente, añade los camarones y saltéalos de 3 a 5 minutos, dándoles la vuelta cuando haya transcurrido la mitad del tiempo.

3. Vierte la mezcla de la salsa y cocina a fuego lento durante 5 minutos o hasta que la salsa empiece a espesar.

4. Sirve cubriendo con cebollas verdes recién picadas.

**Información Nutricional:**

Carbohidratos: 7 g

Fibra: 0 g

Carbohidratos Netos: 7 g

Proteína: 22 g

Grasa: 8 g

Calorías: 185

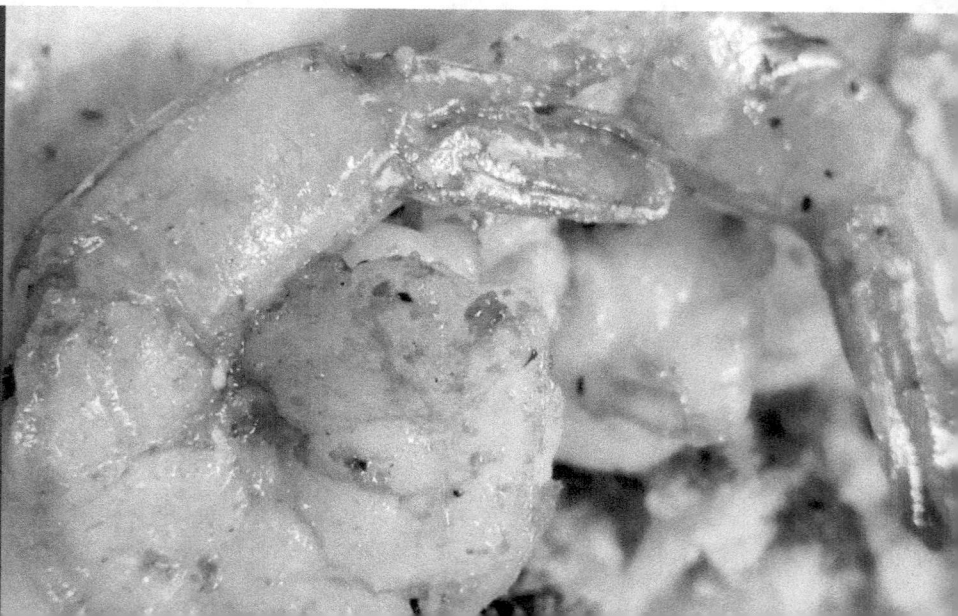

# Estofado Irlandés de Cordero

**Tiempo de Preparación:**
20 minutos

**Tiempo de Cocción:**
30 minutos

**Porciones:** 6

**Nivel de Dificultad:** 2

**Costo:** $$

SUGERENCIA PARA SERVIR

**SUGERENCIA PARA SERVIR: SÍRVELO CON LAS HIERBAS FRESCAS QUE PREFIERAS.**

## Ingredientes:

- 8 chuletas de cordero pequeñas
- 1 cebolla, pelada y picada
- 1 cucharadita de granos de pimienta negra
- 1 cucharadita de romero fresco
- 1 cucharadita de tomillo fresco
- 1 puerro (poro), picado (solo la parte blanca)
- 1 taza de champiñones
- 4 dientes de ajo, pelados y picados
- 4 tazas de caldo de verduras
- 1 taza de zanahorias picadas
- 1 cucharada de aceite de coco

## Instrucciones:

1. Comienza calentando una sartén grande a fuego medio con el aceite de coco y dora las chuletas de cordero. Añade el puerro (poro) y el ajo y cocina otros 3 minutos.

2. Añade todos los ingredientes, incluyendo el cordero, el puerro (poro) y el ajo, a una olla grande y cocina a fuego lento durante 25 minutos.

**Información Nutricional:**
Carbohidratos: 8 g
Fibra: 1 g
Carbohidratos Netos: 7 g
Proteína: 20 g
Grasa: 22 g
Calorías: 309

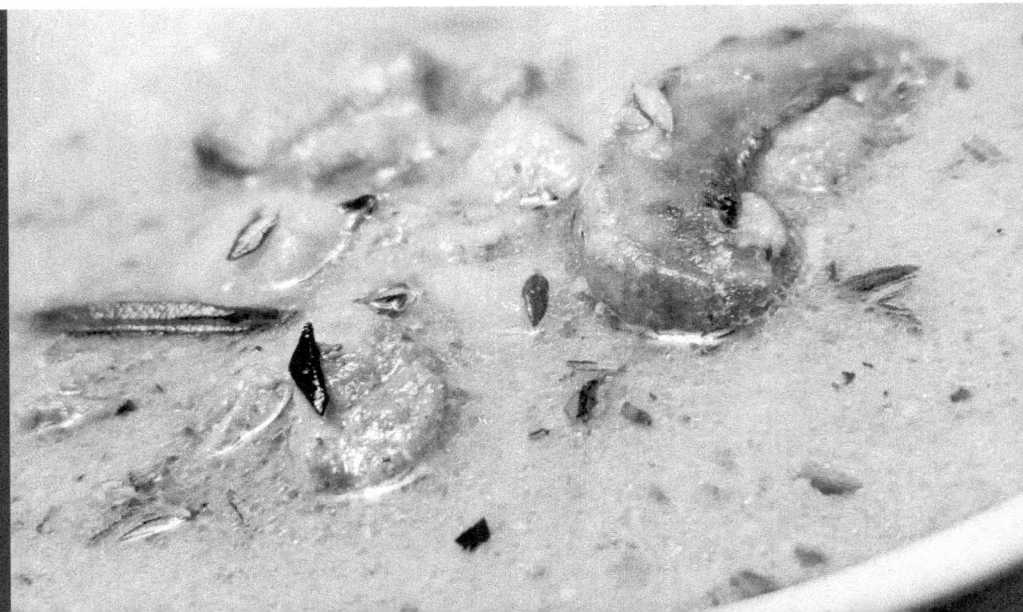

# Postres

# Helado de Frambuesa y Aguacate

**Tiempo de Preparación:**
5 minutos
**Tiempo de Cocción:** 0 minutos
**Porciones:** 2
**Nivel de Dificultad:** 1
**Costo:** $$

SUGERENCIA PARA SERVIR

ESPOLVOREA CON TROCITOS DE CACAO SIN PROCESAR SI LO DESEAS.

## Ingredientes:

- 1 taza de fresas congeladas
- 1 aguacate, sin hueso, cortado en cubos
- ¼ de taza de leche de coco entera sin azúcar
- 1 cucharadita de extracto de vainilla puro
- Edulcorante sin carbohidratos de tu elección

## Instrucciones:

1. Agrega todos los ingredientes a una licuadora o procesador de alimentos y mezcla hasta que quede cremoso.

2. Sirve de inmediato.

**Información Nutricional:**
Carbohidratos: 16 g
Fibra: 9 g
Carbohidratos Netos: 7 g
Proteína: 3 g
Grasa: 27 g
Calorías: 303

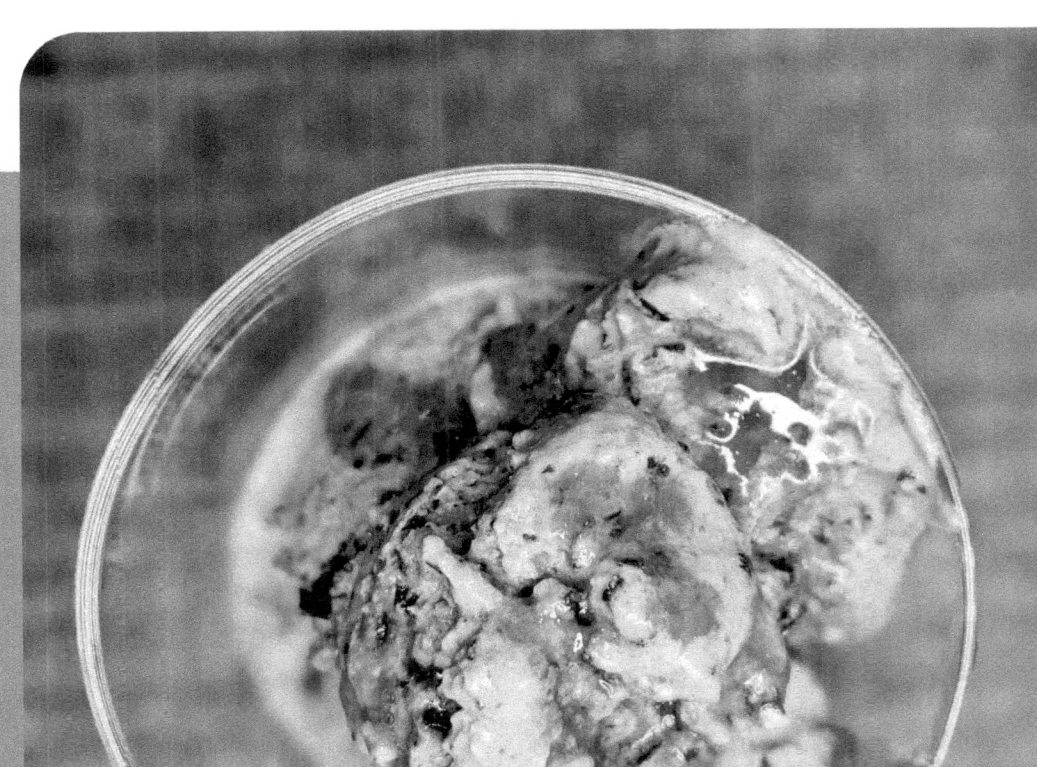

# Yogur Congelado de Frutos Rojos Rápido y Sencillo

**Tiempo de Preparación:**
10 minutos

**Tiempo de Cocción:** 0 minutos

**Porciones:** 3

**Nivel de Dificultad:** 1

**Costo:** $$

## Ingredientes:

- 1 taza de moras azules congeladas
- 1 taza de zarzamoras congeladas
- ½ taza de leche de coco entera sin azúcar
- 2 cucharaditas de edulcorante fruta del monje
- 1 cucharadita de extracto de vainilla puro

## Instrucciones:

1. Añade todos los ingredientes a una batidora y bátelos hasta que tengan una consistencia cremosa.

2. Disfruta de inmediato.

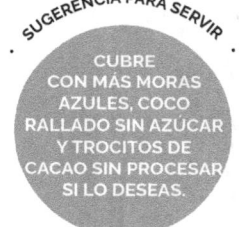

SUGERENCIA PARA SERVIR

CUBRE CON MÁS MORAS AZULES, COCO RALLADO SIN AZÚCAR Y TROCITOS DE CACAO SIN PROCESAR SI LO DESEAS.

**Información Nutricional:**
Carbohidratos: 14 g
Fibra: 4 g
Carbohidratos Netos: 10 g
Proteína: 1 g
Grasa: 2 g
Calorías: 72

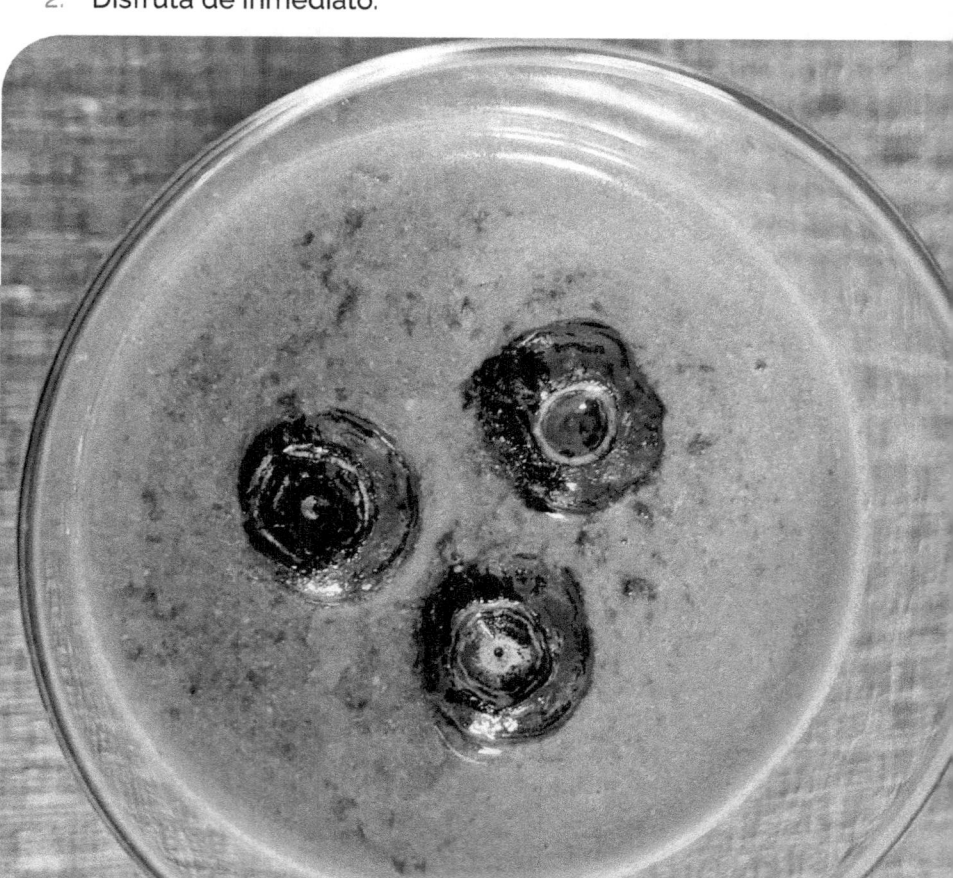

# Helado de Naranjas y Crema

**Tiempo de Preparación:**
5 minutos
**Tiempo de Cocción:** 0 minutos
**Porciones:** 3
**Nivel de Dificultad:** 1
**Costo:** $S

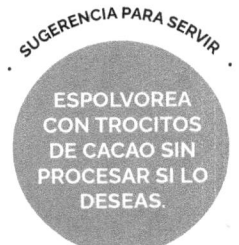

SUGERENCIA PARA SERVIR

ESPOLVOREA CON TROCITOS DE CACAO SIN PROCESAR SI LO DESEAS.

## Ingredientes:

- 1 naranja, pelada y rebanada
- 1 aguacate, sin hueso, cortado en cubos
- ¼ de taza de leche de coco entera sin azúcar
- 1 cucharadita de extracto de vainilla puro
- Edulcorante sin carbohidratos de tu elección
- Para la cobertura: Coco rallado, trocitos de cacao sin procesar

## Instrucciones:

1. Agrega todos los ingredientes a una licuadora o procesador de alimentos y mezcla hasta que quede cremoso.

2. Añade las coberturas que gustes ¡y disfrútalo!

**Información Nutricional:**
Carbohidratos: 13 g
Fibra: 6 g
Carbohidratos Netos: 7 g
Proteína: 2 g
Grasa: 14 g
Calorías: 180

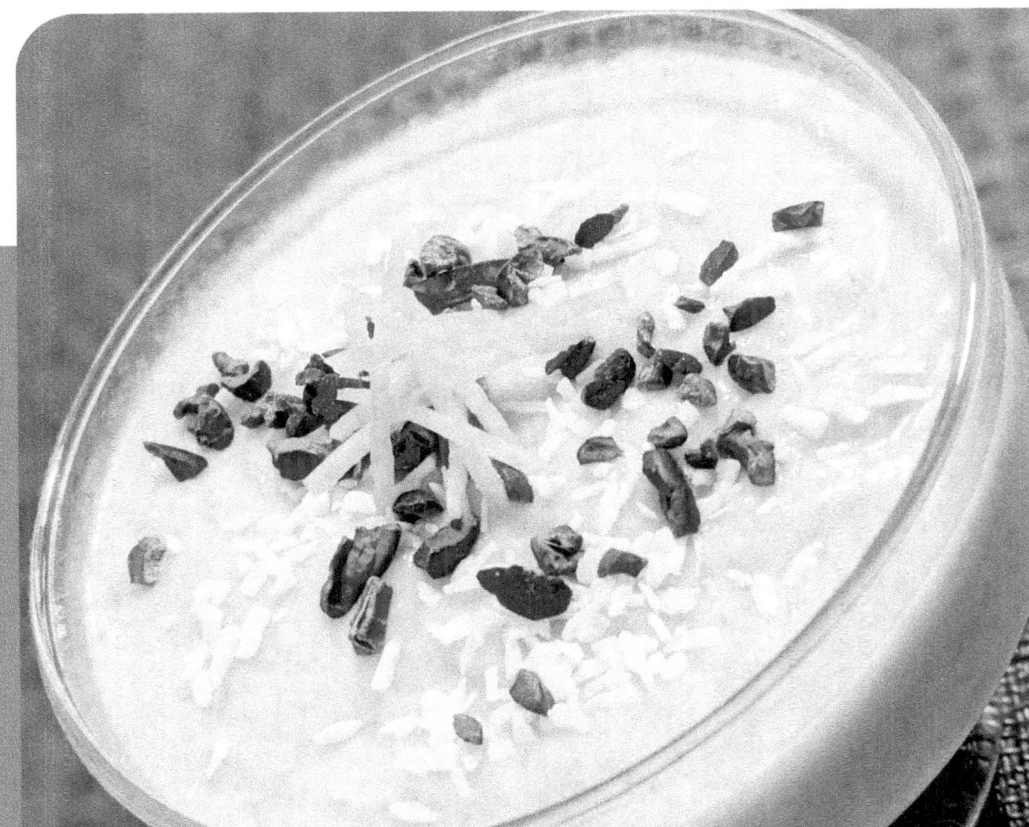

# Batido de Coco Tostado Sin Lácteos

**Tiempo de Preparación:**
5 minutos
**Tiempo de Cocción:** 0 minutos
**Porciones:** 2
**Nivel de Dificultad:** 1
**Costo:** $$

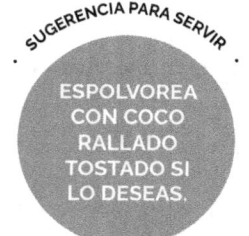

SUGERENCIA PARA SERVIR

ESPOLVOREA CON COCO RALLADO TOSTADO SI LO DESEAS.

## Ingredientes:

- 1 taza de leche de coco entera sin azúcar
- 1 cucharada de coco rallado tostado
- 1 cucharada de mantequilla de coco
- 1 cucharadita de extracto de vainilla puro
- Edulcorante bajo en carbohidratos de tu elección

## Instrucciones:

1. Añade todos los ingredientes a una batidora y bátelos hasta que tengan una consistencia cremosa.

2. ¡Buen Provecho!

**Información Nutricional:**
Carbohidratos: 5 g
Fibra: 3 g
Carbohidratos Netos: 2 g
Proteína: 2 g
Grasa: 16 g
Calorías: 168

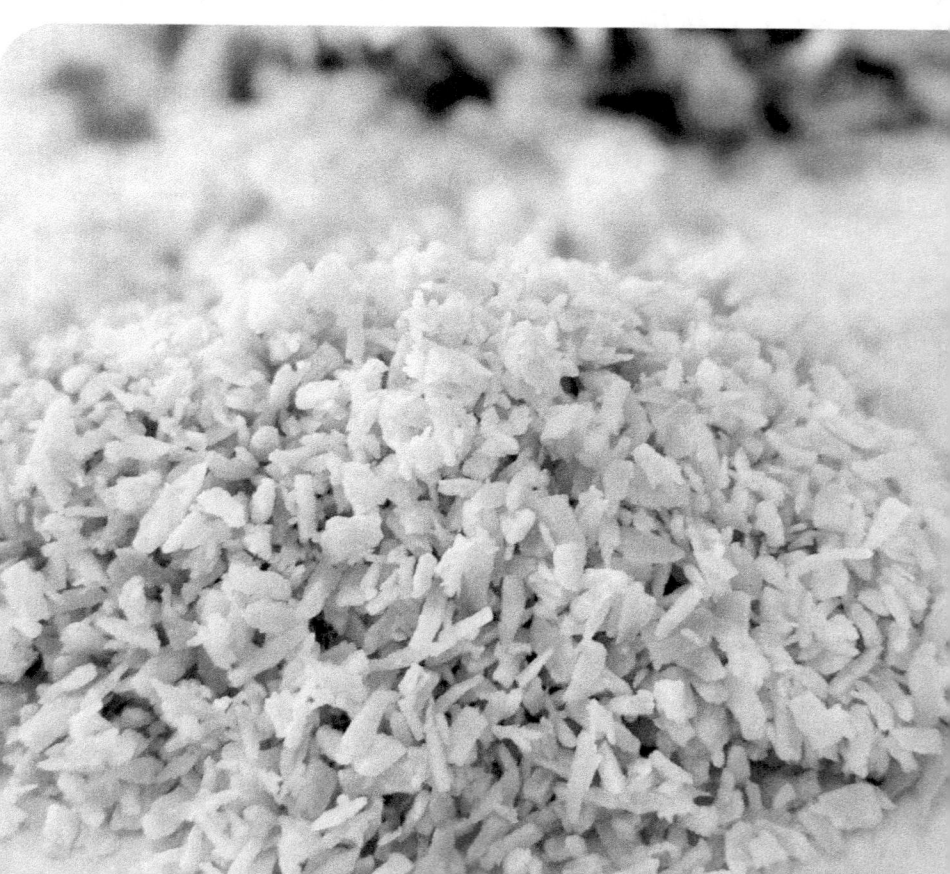

# Batido Cremoso de Vainilla y Almendras Sin Lácteos

**Tiempo de Preparación:**
5 minutos

**Tiempo de Cocción:** 0 minutos

**Porciones:** 2

**Nivel de Dificultad:** 1

**Costo:** $$

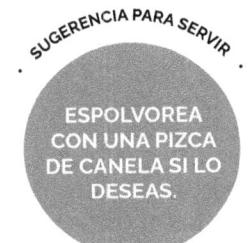

SUGERENCIA PARA SERVIR

ESPOLVOREA CON UNA PIZCA DE CANELA SI LO DESEAS.

## Ingredientes:

- ½ taza de leche de almendras sin azúcar
- ½ taza de leche de coco sin azúcar
- 1 cucharadita de extracto de vainilla puro
- 1 cucharada de mantequilla de almendras
- 1 puñado de cubos de hielo
- Edulcorante bajo en carbohidratos de tu elección

## Instrucciones:

1. Añade todos los ingredientes a una batidora y bátelos hasta que tengan una consistencia cremosa.

2. ¡Buen Provecho!

**Información Nutricional:**

Carbohidratos: 6 g

Fibra: 2 g

Carbohidratos Netos: 4 g

Proteína: 3 g

Grasa: 20 g

Calorías: 203

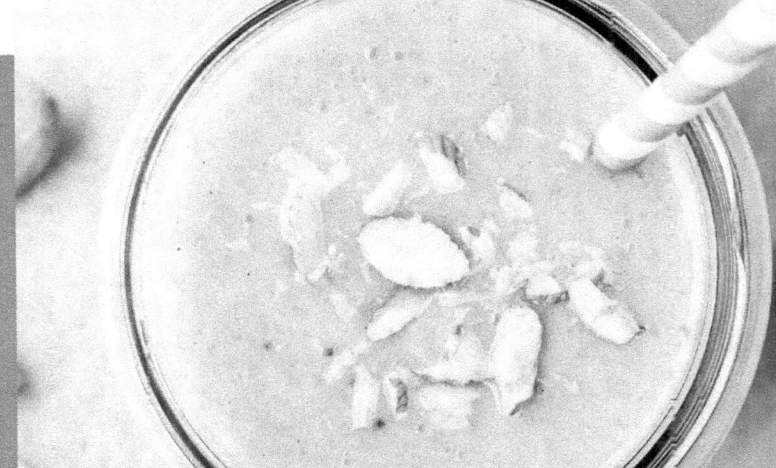

# Brownies Decadentes de Canela y Nueces en la Licuadora

**Tiempo de Preparación:**
15 minutos

**Tiempo de Cocción:**
15-20 minutos

**Porciones:** 10

**Nivel de Dificultad:** 2

**Costo:** $$

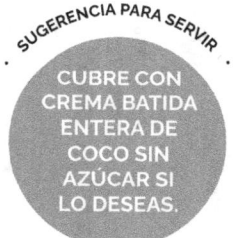

SUGERENCIA PARA SERVIR

CUBRE CON CREMA BATIDA ENTERA DE COCO SIN AZÚCAR SI LO DESEAS.

## Ingredientes:

- 1 taza de harina de almendras
- ½ taza de cacao en polvo sin azúcar
- 2 huevos
- ¼ de taza de aceite de coco, derretido
- 1 cucharadita de extracto de vainilla puro
- ¼ de taza de nueces pecanas, picadas
- 1 cucharadita de canela molida
- ½ cucharadita de estevia líquida

## Instrucciones:

1. Comienza precalentando el horno a 350°F y forra un molde para brownies con papel pergamino.

2. Agrega todos los ingredientes a una licuadora y bátelos hasta que obtengas una consistencia homogénea.

3. Vierte en el molde para brownies forrado y hornea durante 15-20 minutos o hasta que un palillo insertado en el centro salga limpio.

4. Deja enfriar y corta en porciones los brownies.

5. Guarda los sobrantes en un recipiente hermético en el refrigerador.

**Información Nutricional:**

Carbohidratos: 10 g

Fibra: 6 g

Carbohidratos Netos: 4 g

Proteína: 5 g

Grasa: 15 g

Calorías: 155

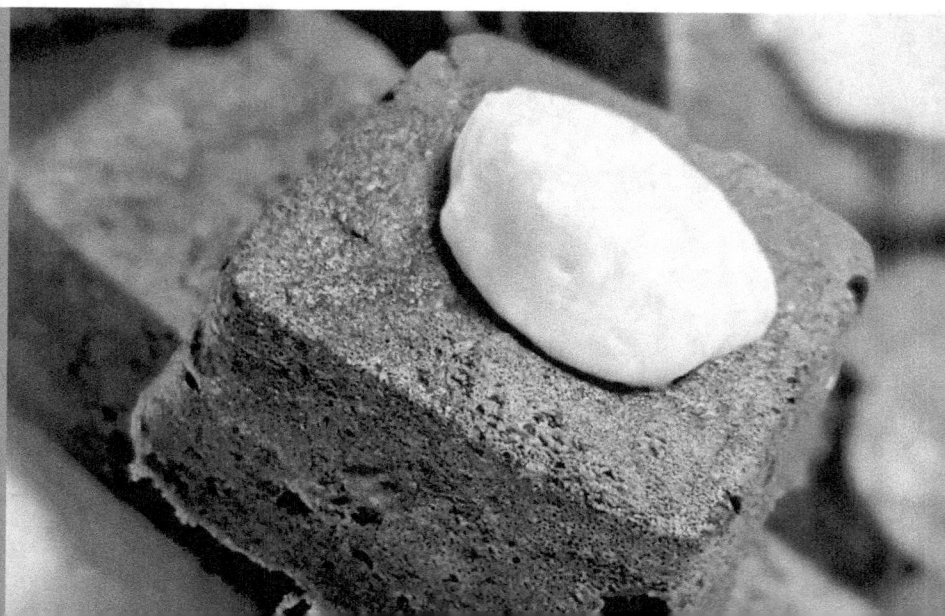

# Batido de Chocolate y Café Sin Lácteos

**Tiempo de Preparación:**
5 minutos
**Tiempo de Cocción:** 0 minutos
**Porciones:** 2
**Nivel de Dificultad:** 1
**Costo:** $$

## Ingredientes:

- 1 taza de café recién hecho, helado
- ½ taza de leche de coco entera sin azúcar
- 1 cucharada de cacao en polvo sin azúcar
- 1 cucharada de mantequilla de almendras
- 1 cucharadita de canela molida

## Instrucciones:

1. Agrega todos los ingredientes a una licuadora y bátelos hasta que obtengas una consistencia homogénea.

2. ¡Buen Provecho!

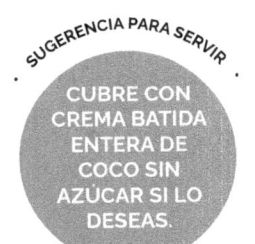

SUGERENCIA PARA SERVIR

CUBRE CON CREMA BATIDA ENTERA DE COCO SIN AZÚCAR SI LO DESEAS.

**Información Nutricional:**
Carbohidratos: 11 g
Fibra: 6 g
Carbohidratos Netos: 5 g
Proteína: 5 g
Grasa: 21 g
Calorías: 216

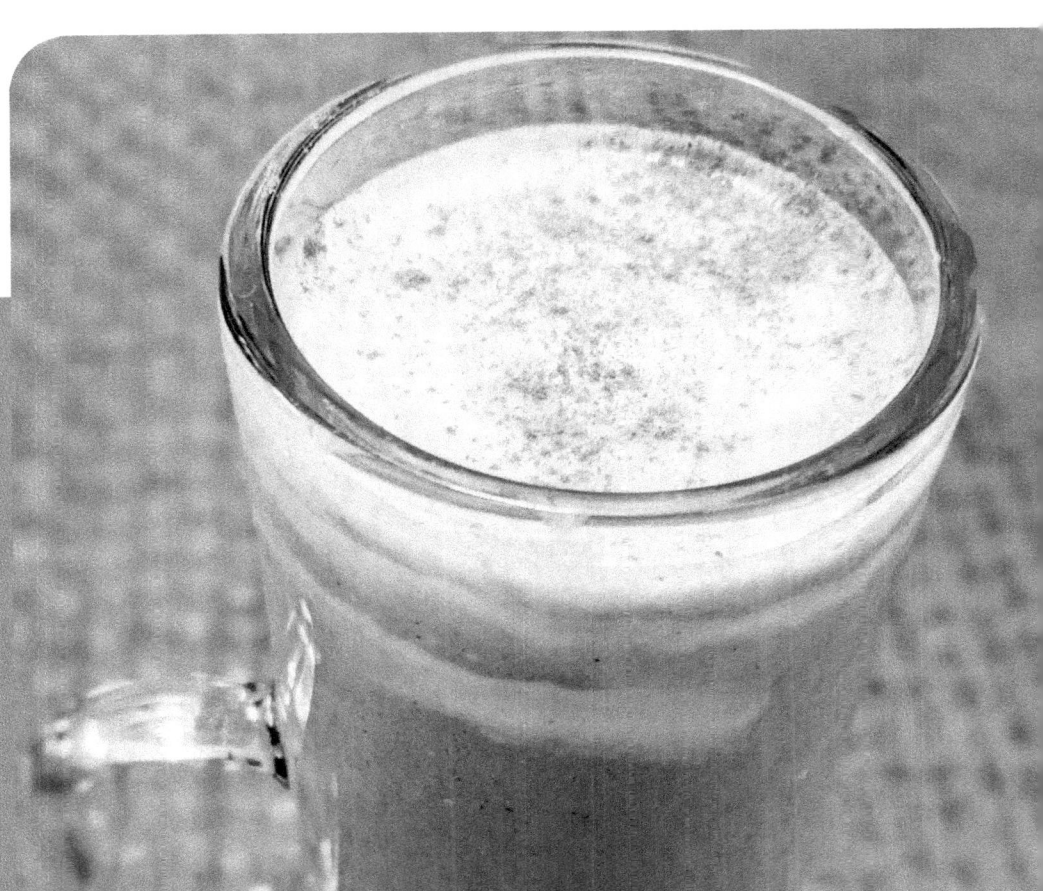

# Galletas de Almendra y Canela

**Tiempo de Preparación:**
15 minutos
**Tiempo de Cocción:**
10-15 minutos
**Porciones:** 12
**Nivel de Dificultad:** 2
**Costo:** $$

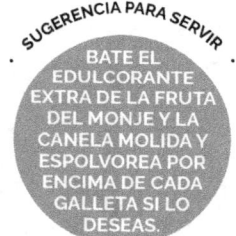

SUGERENCIA PARA SERVIR

BATE EL EDULCORANTE EXTRA DE LA FRUTA DEL MONJE Y LA CANELA MOLIDA Y ESPOLVOREA POR ENCIMA DE CADA GALLETA SI LO DESEAS.

## Ingredientes:

- 2 huevos
- 1 cucharadita de extracto de vainilla puro
- ¼ de taza de aceite de coco, derretido
- 1 taza de harina de almendras
- ¼ de taza de eritritol
- 1 cucharadita de canela molida

## Instrucciones:

1. Comienza precalentando el horno a 350°F y forra una bandeja para hornear galletas con papel pergamino.

2. Añade los huevos a un tazón y bátelos bien. Añade la vainilla y el aceite de coco derretido y vuelve a batir.

3. Añade el resto de los ingredientes y mezcla hasta que no queden grumos.

4. Pon una cucharada de la mezcla por galleta en la bandeja para hornear y hornéalas durante 10-15 minutos.

**Información Nutricional:**
Carbohidratos: 6 g
Fibra: 0 g
Carbohidratos Netos:
Proteina: 1 g
Grasa: 6 g
Calorías: 64

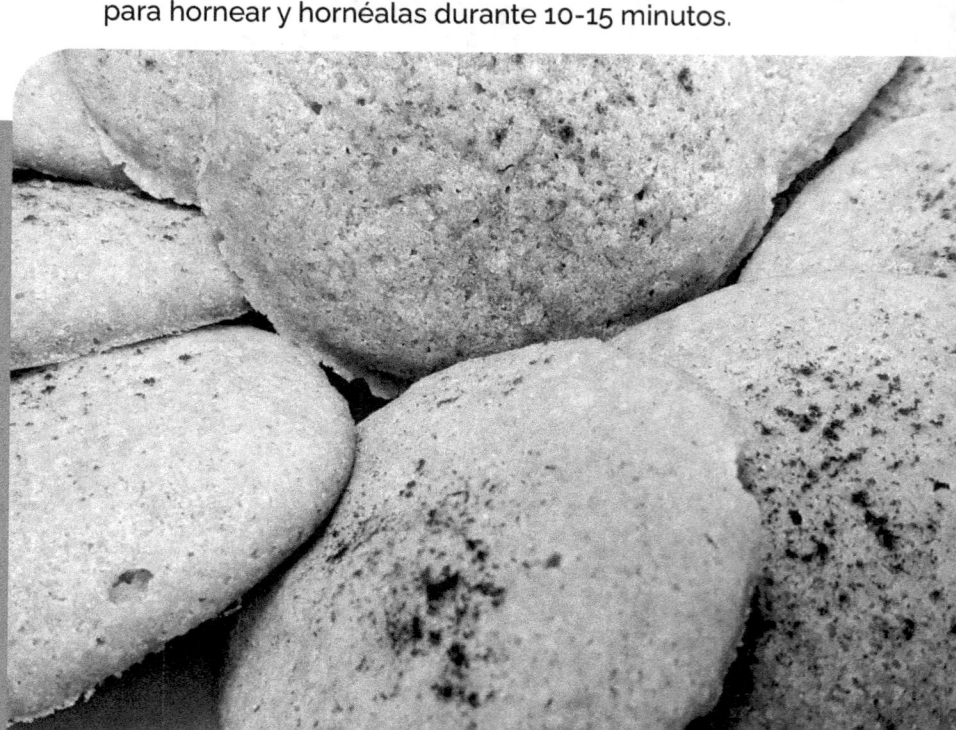

# Mousse de Chocolate

**Tiempo de Preparación:**
10 minutos
**Tiempo de Cocción:** 0 minutos
**Porciones:** 3
**Nivel de Dificultad:** 1
**Costo:** $

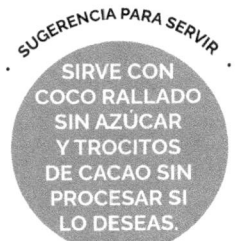

SUGERENCIA PARA SERVIR

SIRVE CON COCO RALLADO SIN AZÚCAR Y TROCITOS DE CACAO SIN PROCESAR SI LO DESEAS.

## Ingredientes:

- 1 taza de leche de coco entera sin azúcar
- 2 cucharadas de cacao en polvo sin azúcar
- 1 cucharadita de canela molida
- 1 cucharadita de extracto de vainilla puro
- 6 gotas de estevia líquida

## Instrucciones:

1. Agrega todos los ingredientes a un tazón y, con una batidora de mano, mezcla hasta que obtenga una consistencia cremosa.

2. Deja reposar en el refrigerador durante 1 hora antes de servir.

**Información Nutricional:**
Carbohidratos: 12 g
Fibra: 6 g
Carbohidratos Netos: 6 g
Proteína: 5 g
Grasa: 22 g
Calorías: 223

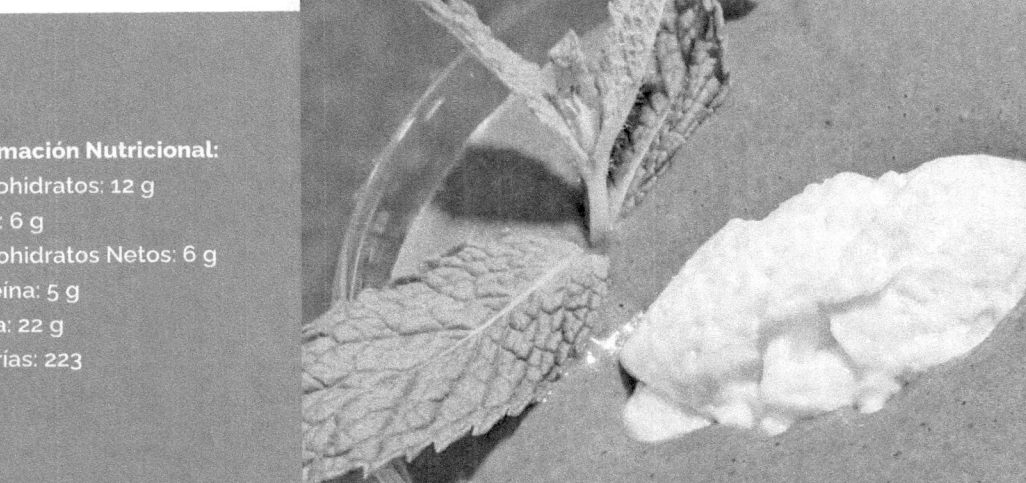

# Brownies Decadentes sin Hornear

**Tiempo de Preparación:**
10 minutos + tiempo de enfriamiento

**Tiempo de Cocción:** 0 minutos

**Porciones:** 12

**Nivel de Dificultad:** 2

**Costo:** $$

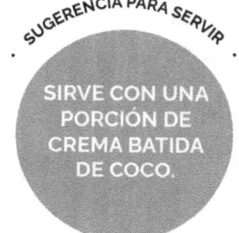

SUGERENCIA PARA SERVIR

SIRVE CON UNA PORCIÓN DE CREMA BATIDA DE COCO.

## Ingredientes:

- 2 tazas de harina de almendras
- 2 tazas de mantequilla de almendras
- ½ taza de cacao en polvo sin azúcar
- 1 cucharadita de canela molida
- 1 cucharadita de extracto de vainilla puro
- ½ cucharadita de sal de mar
- ½ taza de jarabe de maple con fruta del monje

## Instrucciones:

1. Agrega todos los ingredientes a una licuadora y bátelos hasta que obtengas una consistencia homogénea.

2. Vierte la mezcla en un molde para brownies forrado con pergamino y presiona para que quede plana.

3. Mete en el congelador durante 30 minutos.

4. Una vez congelado, corta los brownies y guarda los sobrantes en un recipiente hermético en el refrigerador.

**Información Nutricional:**
Carbohidratos: 10 g
Fibra: 5 g
Carbohidratos Netos: 5 g
Proteína: 4 g
Grasa: 7 g
Calorías: 83

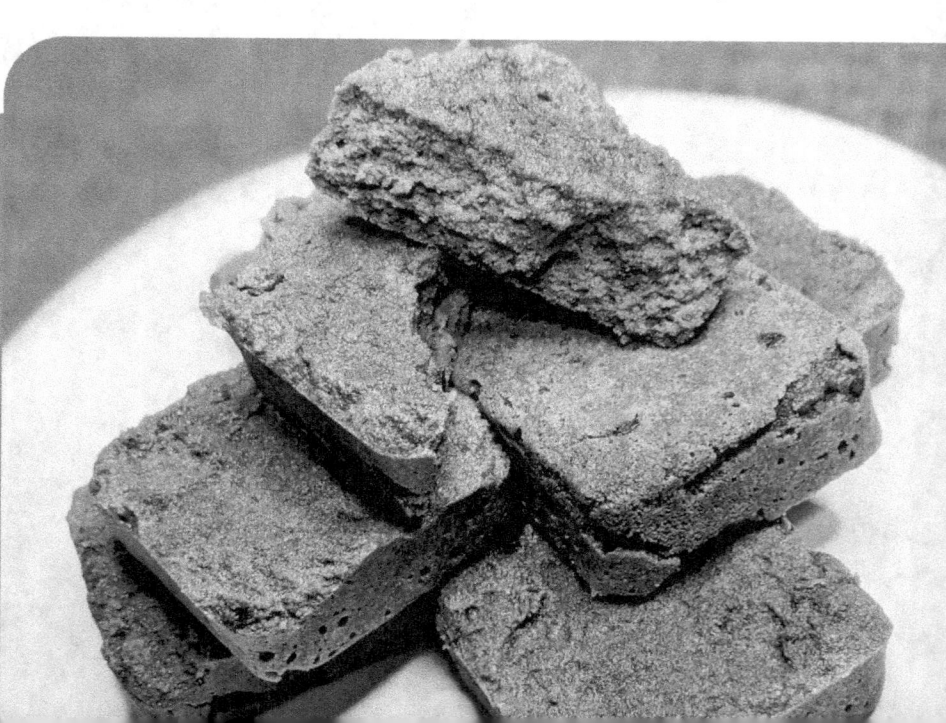

# Crema Batida de Coco

**Tiempo de Preparación:**
15 minutos

**Tiempo de Cocción:** 0 minutos

**Porciones:** 8

**Nivel de Dificultad:** 1

**Costo:** $

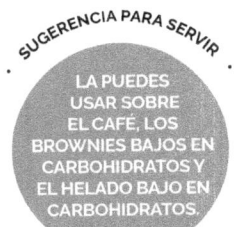

SUGERENCIA PARA SERVIR

LA PUEDES USAR SOBRE EL CAFÉ, LOS BROWNIES BAJOS EN CARBOHIDRATOS Y EL HELADO BAJO EN CARBOHIDRATOS.

## Ingredientes:

- 2 tazas de leche de coco entera sin azúcar
- 1 cucharadita de extracto de vainilla puro
- 2 cucharadas de eritritol

## Instrucciones:

1. Empieza metiendo en el congelador un tazón seguro para congelar durante 10 minutos.

2. Añade todos los ingredientes a un tazón y, con una batidora de mano, bate hasta que se forme una consistencia similar a la de la crema batida.

3. ¡Disfruta de inmediato!

**Información Nutricional:**

Carbohidratos: 7 g

Fibra: 1 g

Carbohidratos Netos: 6 g

Proteína: 1 g

Grasa: 14 g

Calorías: 140

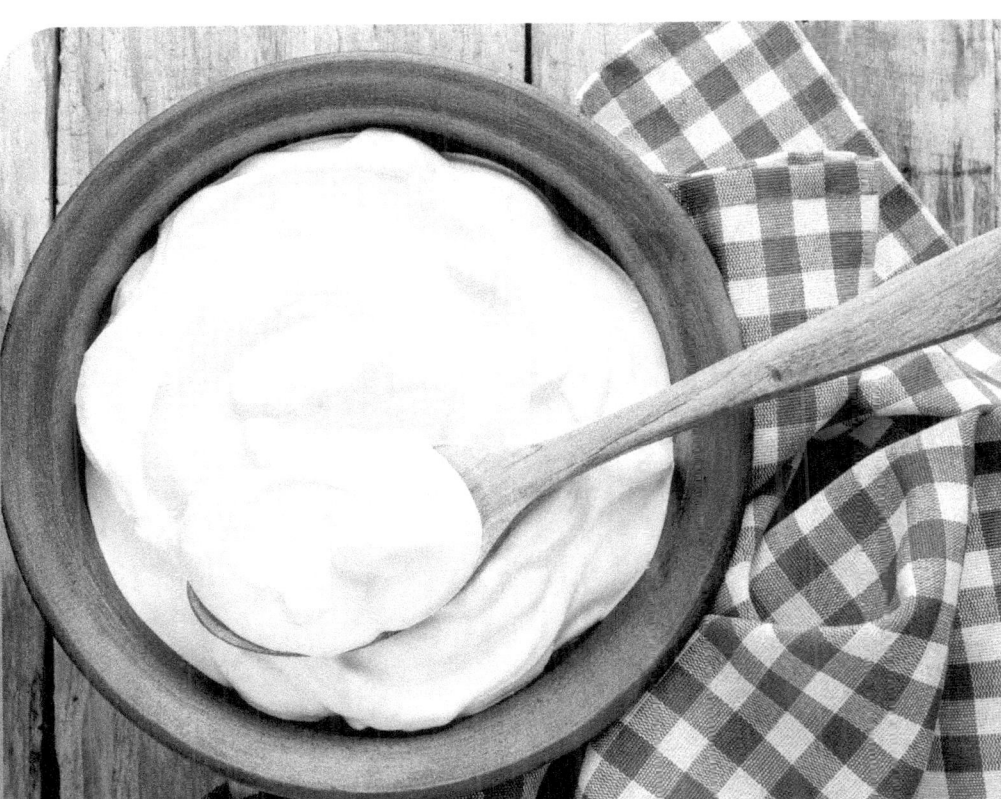

# Pudin de Tarta de Limón

**Tiempo de Preparación:**
15 minutos + tiempo de enfriamiento

**Tiempo de Cocción:** 0 minutos

**Porciones:** 5

**Nivel de Dificultad:** 1

**Costo:** $$

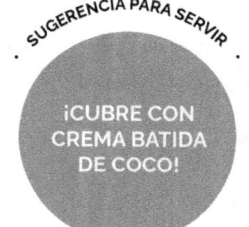

SUGERENCIA PARA SERVIR

¡CUBRE CON CREMA BATIDA DE COCO!

## Ingredientes:

- 2 tazas de yogur de leche de coco sin azúcar
- 1 aguacate maduro, sin hueso, rebanado
- 2 cucharadas de jugo de limón recién exprimido
- 2 cucharadas de eritritol o del edulcorante bajo en carbohidratos de tu elección
- ¼ de taza de almendras, trituradas para servir

## Instrucciones:

1. Añade todos los ingredientes en la licuadora y mezcla hasta obtener una mezcla homogénea.

2. Añade las almendras trituradas en la base de cinco tarros o tazones y reparte la mezcla de la tarta de limón entre las tazas, poniéndola encima de las almendras. Enfría en el refrigerador 1 hora antes de servirla.

3. ¡Buen Provecho!

**Información Nutricional:**

Carbohidratos: 13 g

Fibra: 5 g

Carbohidratos Netos: 8 g

Proteína: 2 g

Grasa: 12 g

Calorías: 130

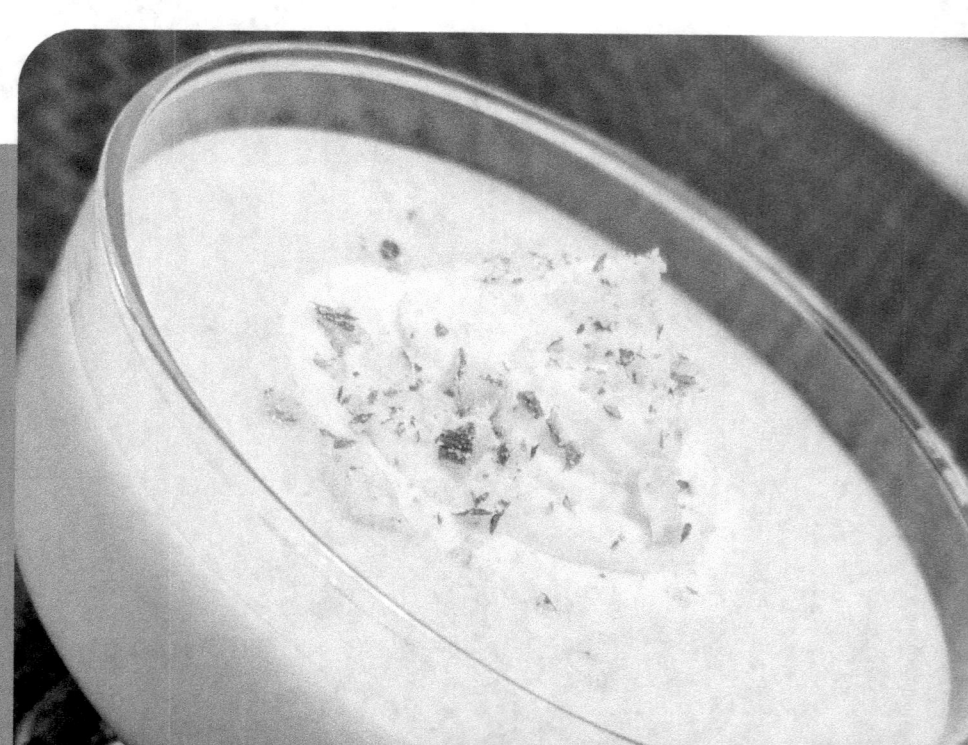

# Postre de Granizado de Coco

**Tiempo de Preparación:**
5 minutos
**Tiempo de Cocción:** 0 minutos
**Porciones:** 1
**Nivel de Dificultad:** 1
**Costo:** $

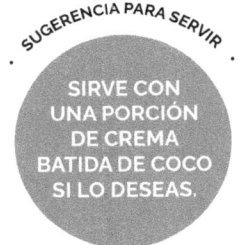

SUGERENCIA PARA SERVIR

SIRVE CON
UNA PORCIÓN
DE CREMA
BATIDA DE COCO
SI LO DESEAS.

**Información Nutricional:**
Carbohidratos: 13 g
Fibra: 5 g
Carbohidratos Netos: 8 g
Proteína: 5 g
Grasa: 57 g
Calorías: 552

## Ingredientes:

- 1 taza de crema de coco
- ½ taza de agua carbonatada de piña sin azúcar
- Jugo de 1 limón
- 1 puñado de hielo
- Coco rallado, para la cobertura (opcional)

## Instrucciones:

1. Pon todos los ingredientes, excepto el coco rallado, en una batidora de alta velocidad y licua hasta obtener una mezcla homogénea.

2. Cubre con coco rallado, si lo deseas.

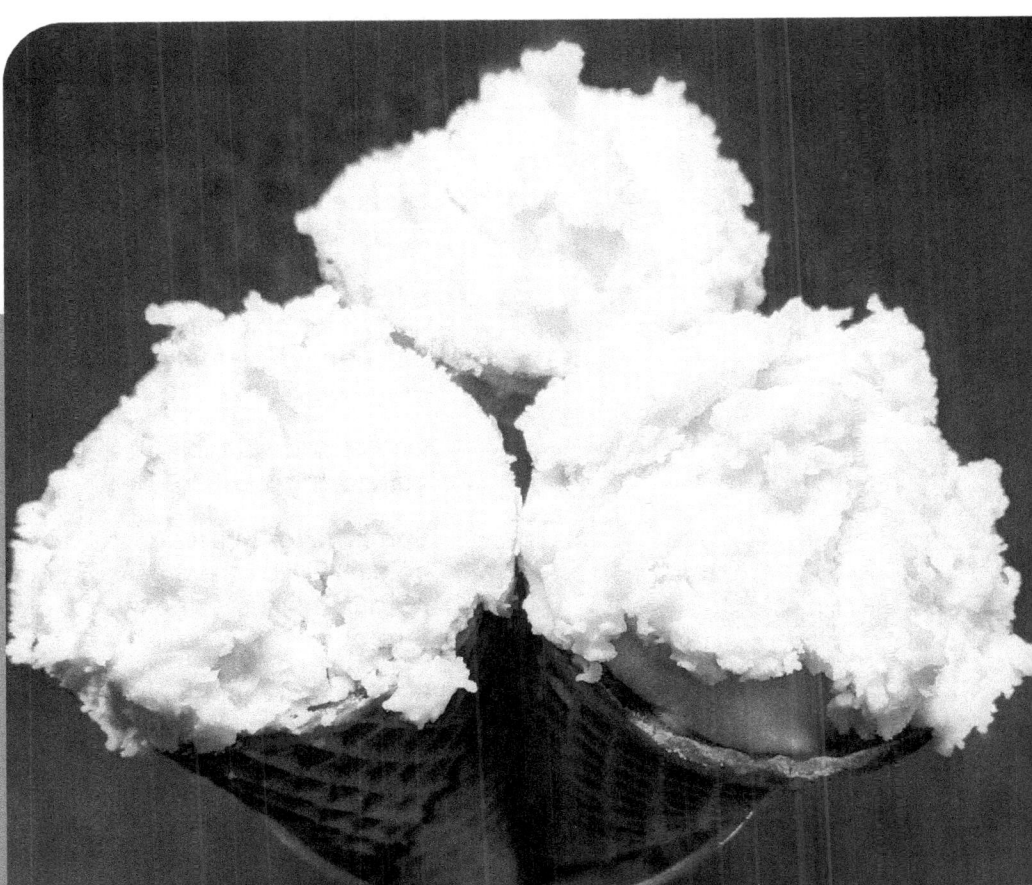

# Tocino Caramelizado
## Cubierto de Chocolate

**Tiempo de Preparación:**
15 minutos
**Tiempo de Cocción:**
15-25 minutos
**Porciones:** 4
**Nivel de Dificultad:** 2
**Costo:** $$

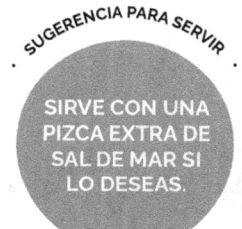

SUGERENCIA PARA SERVIR

SIRVE CON UNA
PIZCA EXTRA DE
SAL DE MAR SI
LO DESEAS.

**Información Nutricional:**
Carbohidratos: 9 g
Fibra: 2 g
Carbohidratos Netos: 7 g
Proteína: 12 g
Grasa Total: 25 g
Calorías: 284

## Ingredientes:

- 6 rebanadas de tocino sin curar
- ½ taza de jarabe de maple sin azúcar
- ½ cucharadita de extracto de vainilla puro
- ¼ de taza de chispas de chocolate oscuro sin azúcar
- 2 cucharadas de aceite de coco
- ½ cucharadita de sal de mar + más para servir

## Instrucciones:

1. Comienza precalentando el horno a 350°F y forra una bandeja para hornear con papel pergamino.

2. Mezcla el jarabe de maple, la vainilla y la ½ cucharadita de sal en un tazón pequeño y bate hasta integrar.

3. Sumerge las tiras de tocino en la mezcla cubriendo ambos lados y colócalas en la bandeja para hornear forrada con papel pergamino.

4. Hornea durante 15-25 minutos o hasta que el tocino esté crujiente.

5. Cinco minutos antes de que el tocino termine de cocinarse, coloca las chispas de chocolate y el aceite de coco en una olla pequeña a fuego lento y bate hasta que se derritan. Retira del fuego.

6. Una vez que el tocino esté cocido, déjalo enfriar y luego córtalo en cuadrados de una pulgada, haciendo 28 en total.

7. Sumerge los cuadrados de tocino en el chocolate y colócalos de nuevo en la bandeja para hornear forrada con pergamino, o si es necesario en un recipiente más pequeño forrado con pergamino.

8. Refrigera durante 30 minutos para que se endurezca el chocolate.

9. Sírvelo frío y guarda las sobras en el refrigerador.

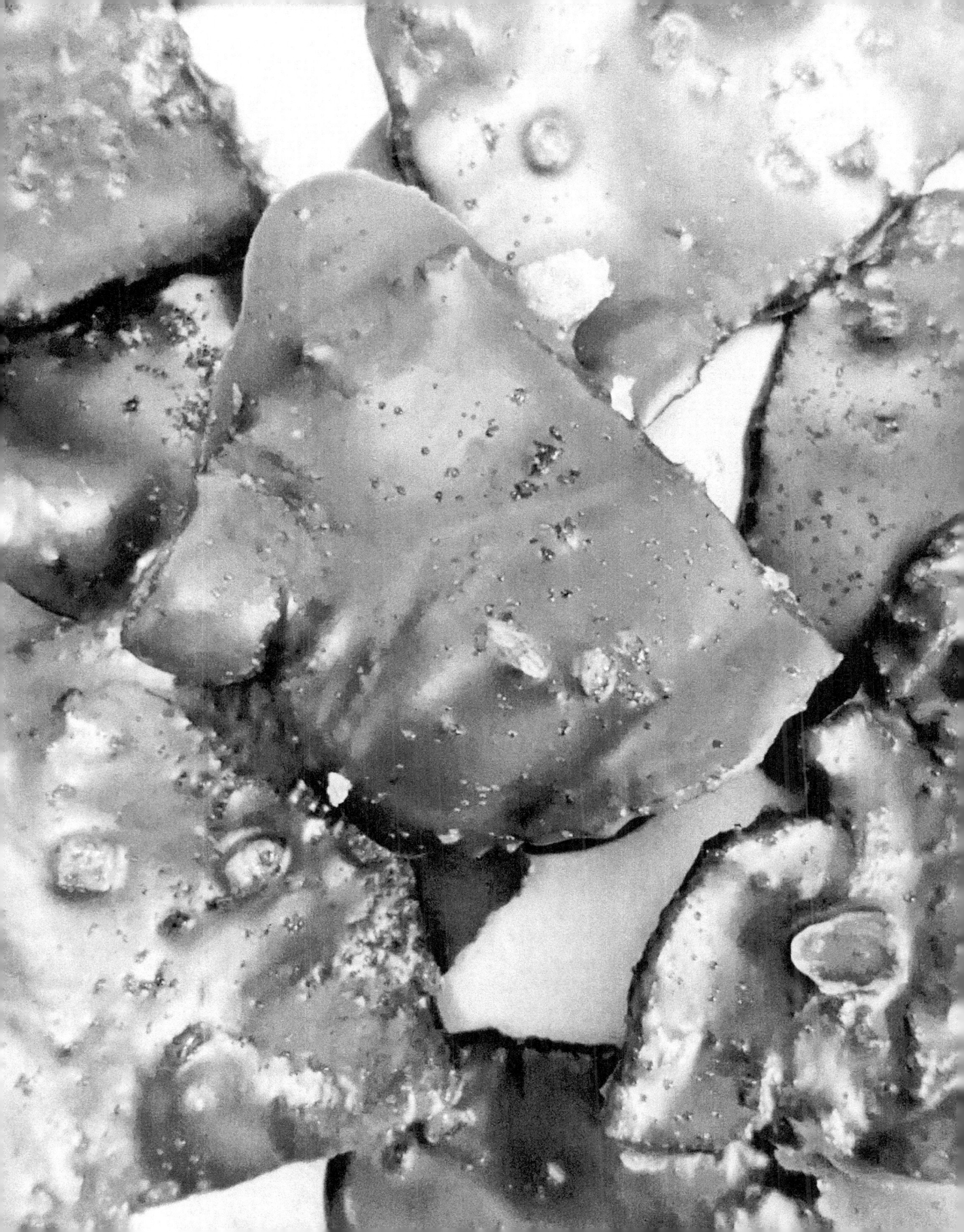

# Mousse de Chocolate Belga

........................................

**Tiempo de Preparación:**
10 minutos
**Tiempo de Cocción:** 5 minutos
**Porciones:** 3
**Nivel de Dificultad:** 1
**Costo:** $

........................................

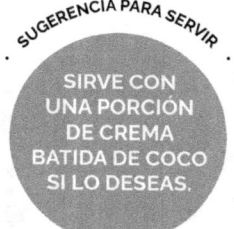

SUGERENCIA PARA SERVIR

SIRVE CON UNA PORCIÓN DE CREMA BATIDA DE COCO SI LO DESEAS.

## Ingredientes:

- 1 lata de leche de coco entera
- 3 cucharadas de cacao en polvo sin procesar
- 3 huevos
- Hoja de menta, para decorar (opcional)

## Instrucciones:

1. Refrigera la leche de coco la noche anterior a la que quieras hacer esta receta. A la mañana siguiente, retira únicamente la parte endurecida de la leche y añádela a una olla.

2. Añade los huevos y el cacao en polvo y bate a fuego lento hasta que se integren y la crema de coco se haya ablandado.

3. Enfría antes de servir, y luego sirve en 3 tazones de postre individuales.

4. Añade una hoja de menta como decoración, si lo deseas.

**Información Nutricional:**
Carbohidratos: 8 g
Fibra: 4 g
Carbohidratos Netos: 4 g
Proteína: 8 g
Grasa Total: 24 g
Calorías: 259

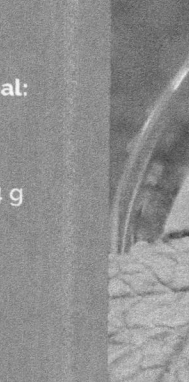

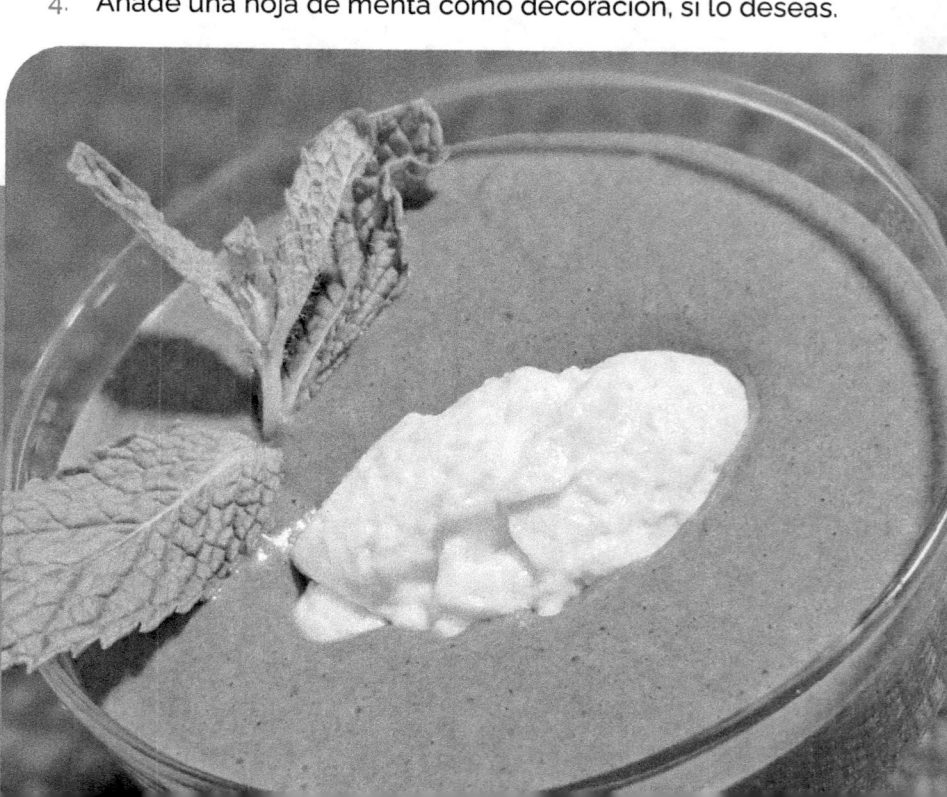

# Sopa Islandesa de Cacao

**Tiempo de Preparación:**
5 minutos
**Tiempo de Cocción:** 5 minutos
**Porciones:** 4
**Nivel de Dificultad:** 1
**Costo:** $$

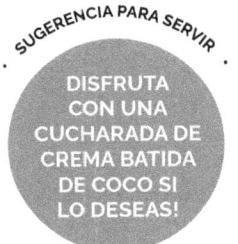

SUGERENCIA PARA SERVIR

DISFRUTA CON UNA CUCHARADA DE CREMA BATIDA DE COCO SI LO DESEAS!

## Ingredientes:

- 2 cucharadas de cacao en polvo sin procesar
- ½ cucharadita de canela molida
- 2 cucharaditas de extracto de vainilla puro
- 2 tazas de agua
- 3 tazas de leche de coco
- 1 gota de estevia líquida sabor vainilla
- 1 cucharada de fécula de maíz sin gluten

## Instrucciones:

1. Vierte el agua y la leche de coco en una olla, añade la canela y el cacao en polvo, y bate.

2. Añade el extracto de vainilla, la fécula de maíz y la estevia.

3. Revuelva a fuego lento hasta que se caliente todo, teniendo cuidado de no quemar la leche.

**Información Nutricional:**
Carbohidratos: 14 g
Fibra: 5 g
Carbohidratos Netos: 9 g
Proteína: 5 g
Grasa Total: 43 g
Calorías: 434

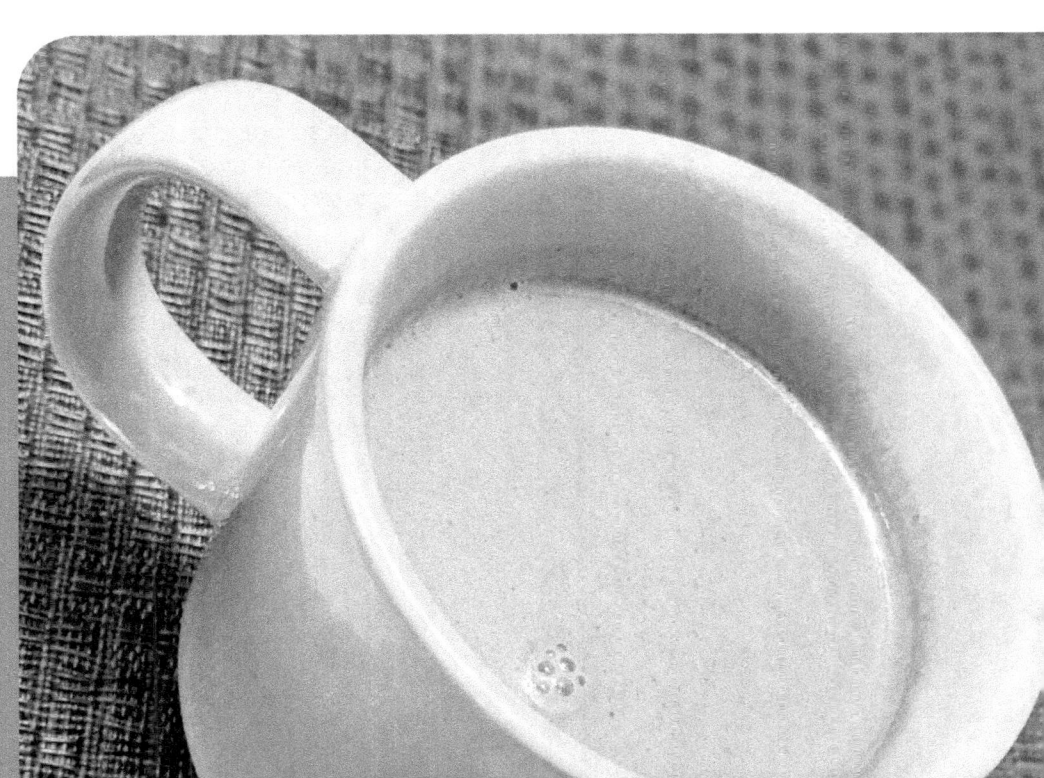

# Copa de Helado de Coco y Brownie

**Tiempo de Preparación:**
15 minutos
**Tiempo de Cocción:**
25-30 minutos
**Porciones:** 8
**Nivel de Dificultad:** 2
**Costo:** $

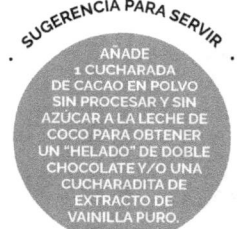

SUGERENCIA PARA SERVIR

AÑADE 1 CUCHARADA DE CACAO EN POLVO SIN PROCESAR Y SIN AZÚCAR A LA LECHE DE COCO PARA OBTENER UN "HELADO" DE DOBLE CHOCOLATE Y/O UNA CUCHARADITA DE EXTRACTO DE VAINILLA PURO.

**Información Nutricional:**
Carbohidratos: 12 g
Fibra: 2 g
Carbohidratos Netos: 10 g
Proteína: 3 g
Grasa: 28 g
Calorías: 266g

## Ingredientes:

- 2 cucharadas de harina de coco, cernida
- 3 cucharadas de cacao en polvo sin procesar y sin azúcar
- ½ taza de aceite de coco, derretido
- 2 huevos
- 1 cucharadita de extracto de vainilla puro
- ¼ de taza de eritritol
- 2 tazas de leche de coco entera sin azúcar (enlatada)

## Instrucciones:

1. Comienza precalentando el horno a 350°F y engrasa un molde para hornear con aceite de coco.

2. Añade todos los ingredientes, menos la leche de coco, a un procesador de alimentos y bate hasta que obtengas una consistencia homogénea.

3. Vierte la masa en el molde engrasado y hornea durante 25-30 minutos o hasta que al insertar un cuchillo en el centro éste salga limpio.

4. Mientras se cocinan los brownies, añade la parte sólida de la lata de leche de coco a un procesador de alimentos y procesa hasta que se forme una consistencia de crema batida.

5. Vierte la leche de coco batida en un tazón y enfríala en el refrigerador hasta que los brownies estén cocidos.

6. Sirve los brownies con la crema de coco batida.

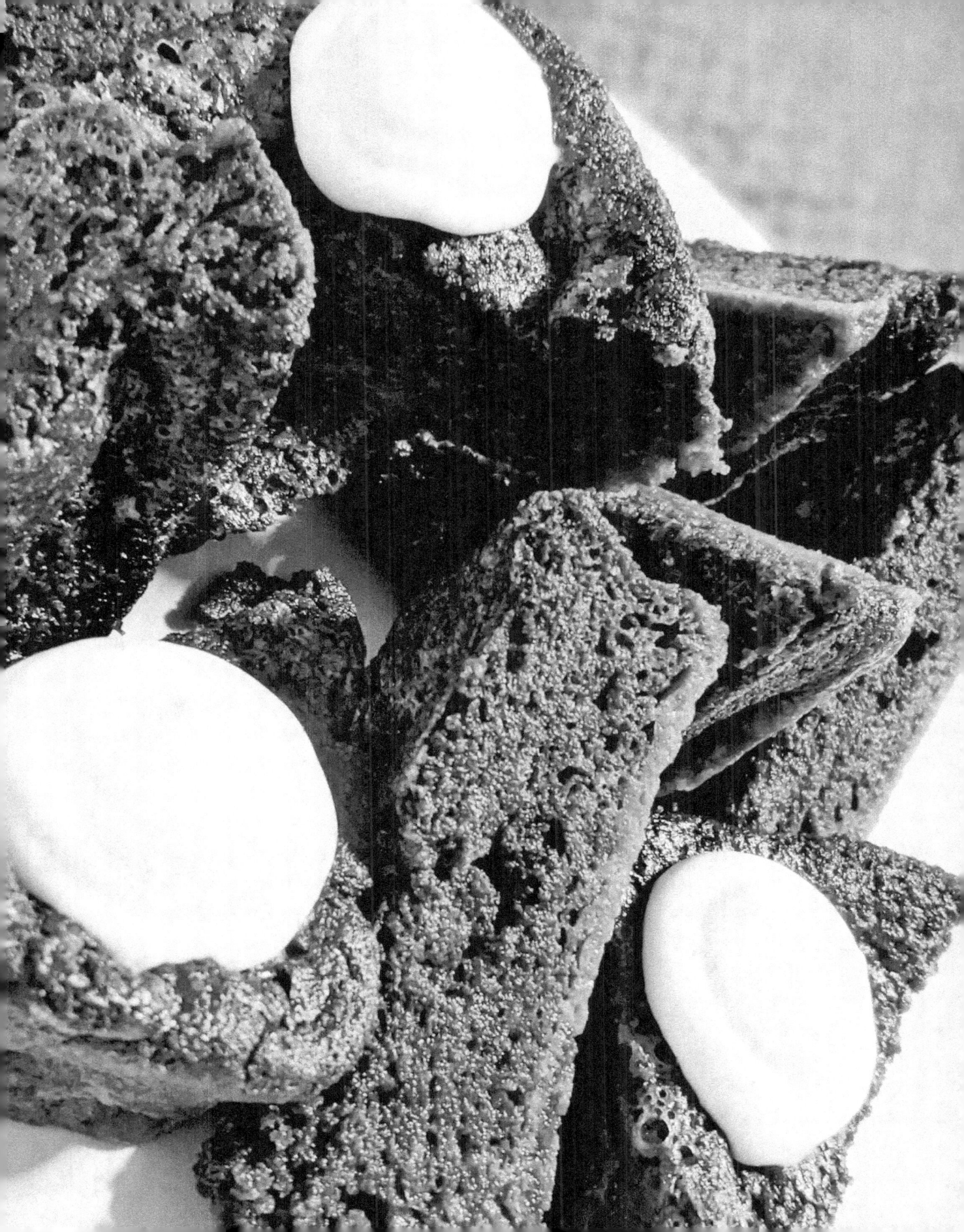

# Donas de Pastel del Diablo

**Tiempo de Preparación:**
10 minutos
**Tiempo de Cocción:**
15-20 minutos
**Porciones:** 8
**Nivel de Dificultad:** 2
**Costo:** $$

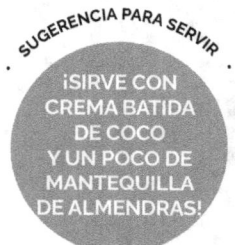

SUGERENCIA PARA SERVIR

¡SIRVE CON CREMA BATIDA DE COCO Y UN POCO DE MANTEQUILLA DE ALMENDRAS!

## Ingredientes:

- ¼ de taza de harina de coco, cernida
- 2 cucharadas de harina de almendras
- ¼ de taza de eritritol
- 1 cucharadita de polvo para hornear
- ¼ de taza de cacao en polvo sin procesar y sin azúcar
- 5 huevos
- ¼ de taza de aceite de coco, derretido + más para engrasar
- 1 cucharadita de extracto de vainilla puro

## Instrucciones:

1. Comienza precalentando el horno a 300°F y engrasa un molde para donas con aceite de coco.

2. Añade la harina de coco, el eritritol, el cacao en polvo y el polvo para hornear en un tazón grande y revuelve bien.

3. Agrega el resto de los ingredientes y bate hasta integrarlos bien.

4. Vierte la masa en el molde para donas y hornea de 15 a 20 minutos o hasta que las donas estén cocidas y firmes al tacto.

5. Déjalas enfriar durante 5 minutos antes de sacarlas del molde

**Información Nutricional:**
Carbohidratos: 15 g
Fibra: 4 g
Carbohidratos Netos: 11 g
Proteina: 5 g
Grasa Total: 12 g
Calorías: 146

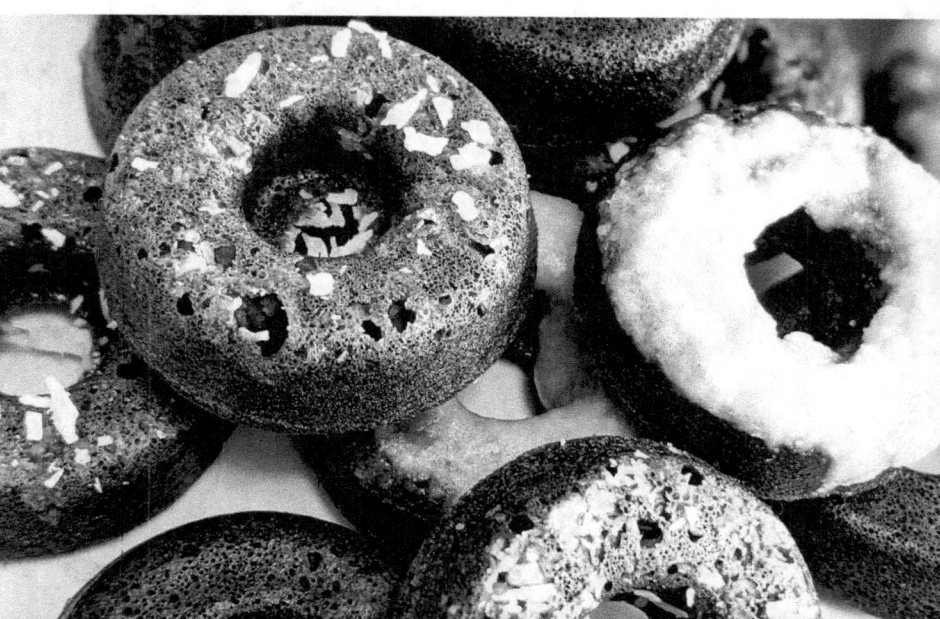

# Bebidas

# Café Vegano con Crema de Coco Helada

**Tiempo de Preparación:**
10 minutos

**Tiempo de Cocción:** 0 minutos

**Porciones:** 1

**Nivel de Dificultad:** 1

**Costo:** $

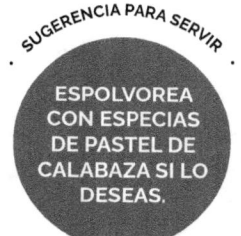

SUGERENCIA PARA SERVIR

ESPOLVOREA CON ESPECIAS DE PASTEL DE CALABAZA SI LO DESEAS.

## Ingredientes:

- 1 taza de café recién hecho, helado
- ½ taza de leche de coco entera sin azúcar
- 1 cucharadita de extracto de vainilla puro
- Edulcorante sin carbohidratos de tu elección
- Cubos de hielo

## Instrucciones:

1. Comienza añadiendo los cubos de hielo a un vaso alto y añade el café frío y la leche de coco, la vainilla y el edulcorante bajo en carbohidratos de tu elección, y bate bien.

2. ¡Buen Provecho!

**Información Nutricional:**

Carbohidratos: 7 g

Fibra: 3 g

Carbohidratos Netos: 4 g

Proteína: 3 g

Grasa: 29 g

Calorías: 290

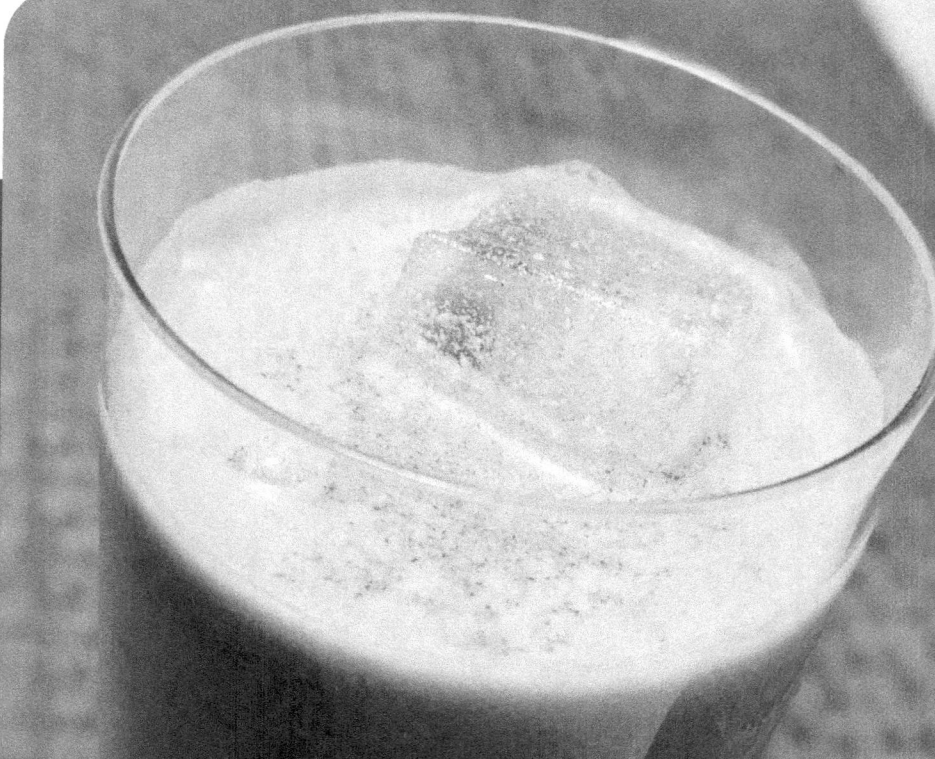

# Chocolate Mexicano Caliente sin Lácteos

**Tiempo de Preparación:**
5 minutos
**Tiempo de Cocción:** 5 minutos
**Porciones:** 3
**Nivel de Dificultad:** 1
**Costo:** $$

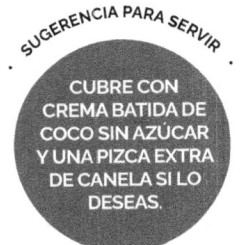

SUGERENCIA PARA SERVIR

CUBRE CON CREMA BATIDA DE COCO SIN AZÚCAR Y UNA PIZCA EXTRA DE CANELA SI LO DESEAS.

## Ingredientes:

- 1 taza de leche de coco entera sin azúcar
- 2 cucharadas de cacao en polvo sin procesar
- 1 cucharadita de canela molida
- ⅛ cucharacita de pimienta cayena
- 3 gotas de estevia líquida
- 1 cucharadita de extracto de vainilla puro

## Instrucciones:

1. Agrega todos los ingredientes a una olla a fuego lento y bátelos hasta que estén calientes.

2. ¡Vierte en tu taza favorita y disfruta!

**Información Nutricional:**
Carbohidratos: 12 g
Fibra: 6 g
Carbohidratos Netos: 6 g
Proteína: 5 g
Grasa: 22 g
Calorías: 224

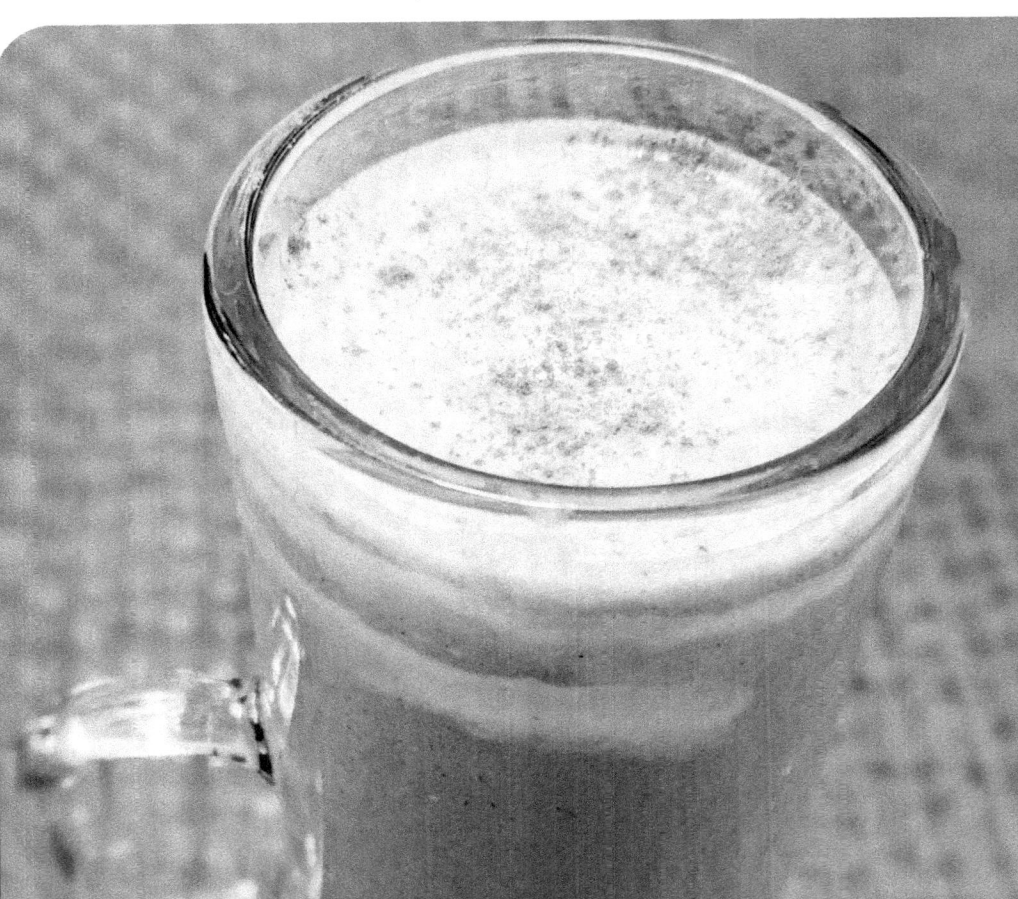

# Leche de Almendras Casera con Canela

**Tiempo de Preparación:**
10 minutos

**Tiempo de Cocción:** 0 minutos

**Porciones:** 6

**Nivel de Dificultad:** 1

**Costo:** $

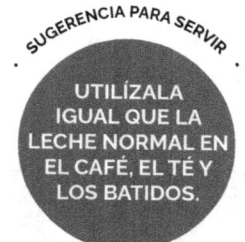

SUGERENCIA PARA SERVIR

UTILÍZALA IGUAL QUE LA LECHE NORMAL EN EL CAFÉ, EL TÉ Y LOS BATIDOS.

## Ingredientes:

- 2 tazas de almendras sin tostar
- 4 tazas de agua purificada
- 1 cucharadita de extracto de vainilla puro
- 1 ½ cucharadita de canela molida
- 

## Instrucciones:

1. Agrega todos los ingredientes a una licuadora y bátelos hasta que obtengas una consistencia homogénea.

2. Cuela a través de una manta de cielo y vierte en una jarra de cristal alta y guárdala en el refrigerador.

**Información Nutricional:**

Carbohidratos: 7 g

Fibra: 4 g

Carbohidratos Netos: 3 g

Proteína: 7 g

Grasa: 16 g

Calorías: 187

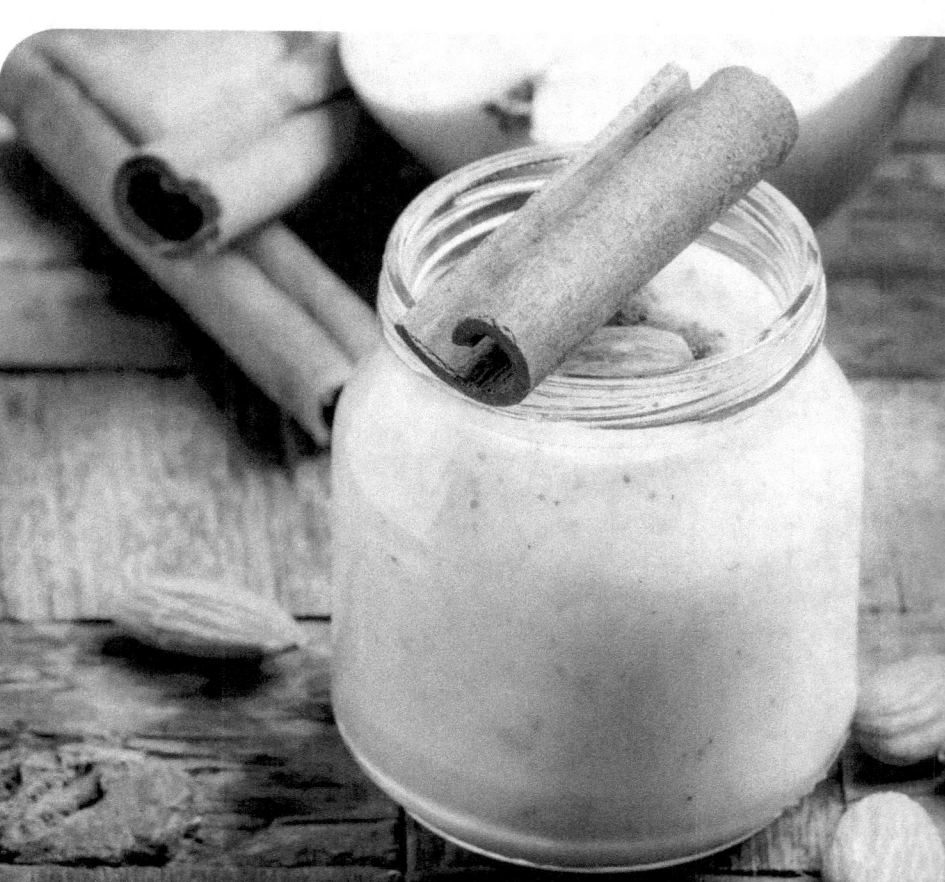

# Té Helado de Matcha

**Tiempo de Preparación:**
10 minutos

**Tiempo de Cocción:** 0 minutos

**Porciones:** 2

**Nivel de Dificultad:** 1

**Costo:** $

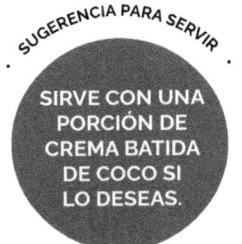

SUGERENCIA PARA SERVIR

SIRVE CON UNA PORCIÓN DE CREMA BATIDA DE COCO SI LO DESEAS.

## Ingredientes:

- 1 taza de leche de almendras sin azúcar
- ¼ de taza de leche de coco entera sin azúcar
- 1 cucharadita de matcha en polvo
- Edulcorante bajo en carbohidratos de tu elección
- Hielo

## Instrucciones:

1. Agrega todos los ingredientes a una licuadora, menos el hielo, y bate hasta que obtengas una mezcla homogénea.

2. Sirve sobre el hielo y disfrútalo de inmediato.

**Información Nutricional:**

Carbohidratos: 3 g

Fibra: 1 g

Carbohidratos Netos: 2 g

Proteína: 1 g

Grasa: 9 g

Calorías: 89

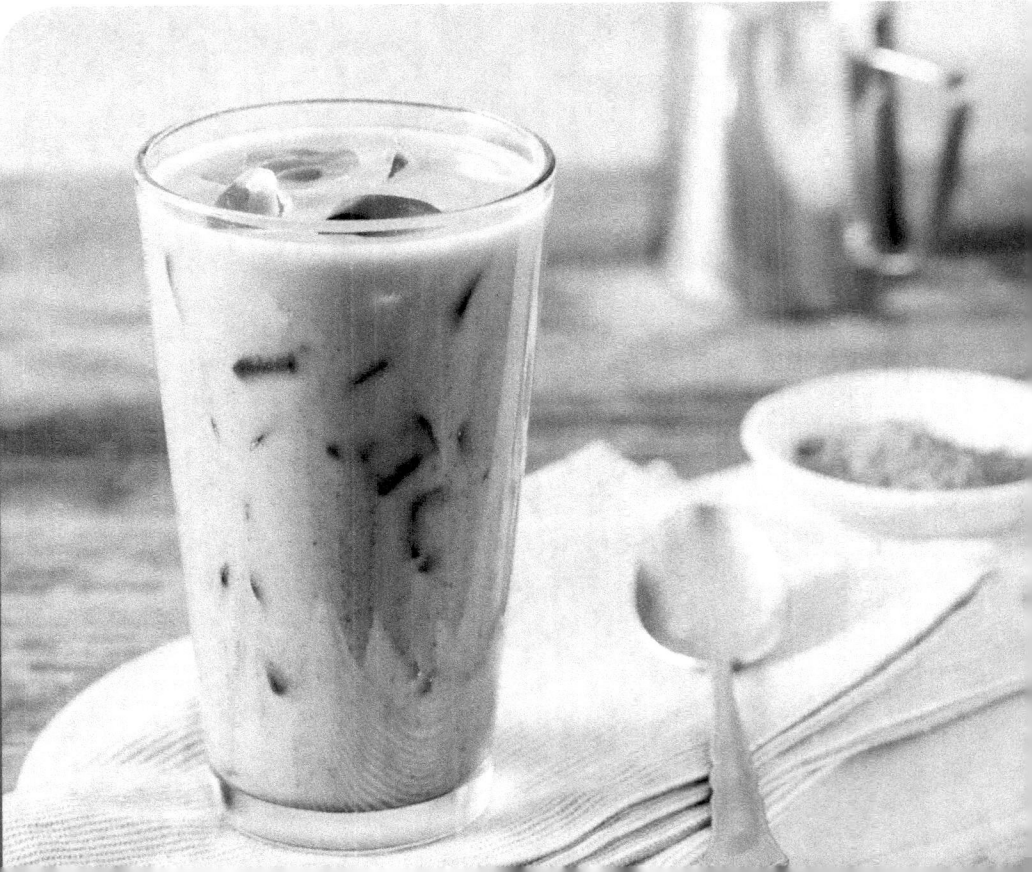

# Té Helado de Limón

**Tiempo de Preparación:**
10 minutos
**Tiempo de Cocción:** 0 minutos
**Porciones:** 3
**Nivel de Dificultad:** 1
**Costo:** $

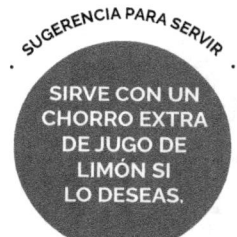

SUGERENCIA PARA SERVIR

SIRVE CON UN CHORRO EXTRA DE JUGO DE LIMÓN SI LO DESEAS.

## Ingredientes:

- 2 tazas de té negro recién hecho, helado
- 2 cucharadas de jugo de limón recién exprimido
- 3 gotas de estevia líquida
- Hielo

## Instrucciones:

1. Añade todos los ingredientes menos el hielo a una licuadora y licua durante 30 segundos.

2. Sirve en dos vasos con hielo.

3. ¡Buen Provecho!

**Información Nutricional:**
Carbohidratos: 1 g
Fibra: 0
Carbohidratos Netos: 1 g
Proteína: 0
Grasa: 0
Calorías: 230

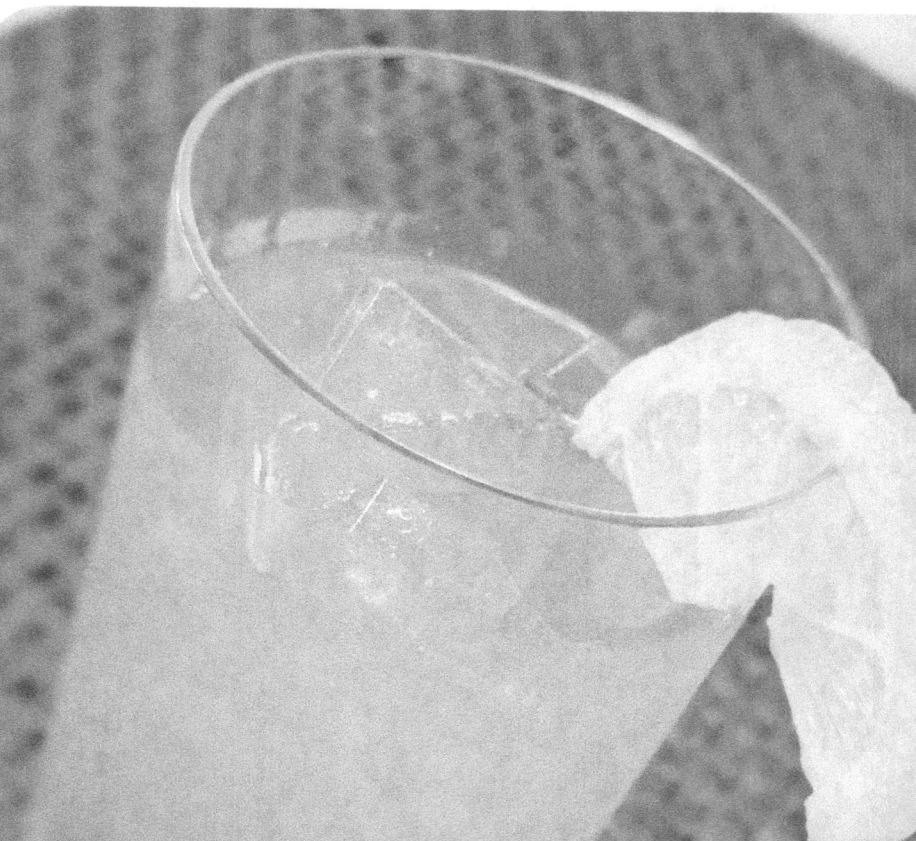

# Latte Cetogénico de Cúrcuma

**Tiempo de Preparación:**
10 minutos
**Tiempo de Cocción:** 5 minutos
**Porciones:** 2
**Nivel de Dificultad:** 1
**Costo:** $$

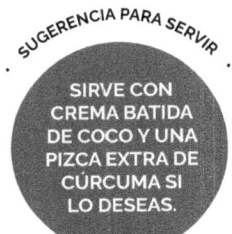

SUGERENCIA PARA SERVIR

SIRVE CON CREMA BATIDA DE COCO Y UNA PIZCA EXTRA DE CÚRCUMA SI LO DESEAS.

## Ingredientes:

- 1 taza de leche de coco entera sin azúcar
- 1 cucharada de aceite de coco
- ½ cucharadita de cúrcuma molida
- ½ cucharadita de canela molida
- 1 pizca de pimienta negra
- 3 gotas de estevia líquida sabor vainilla (o el equivalente a una porción dependiendo de tu estevia líquida)

## Instrucciones:

1. Añade todos los ingredientes a una olla a fuego lento y bátelos bien.

2. Sigue batiendo sobre el fuego hasta que se caliente.

3. ¡Sirve en dos tazas y disfruta!

**Información Nutricional:**
Carbohidratos: 8 g
Fibra: 3 g
Carbohidratos Netos: 5 g
Proteína: 3 g
Grasa: 36 g
Calorías: 338

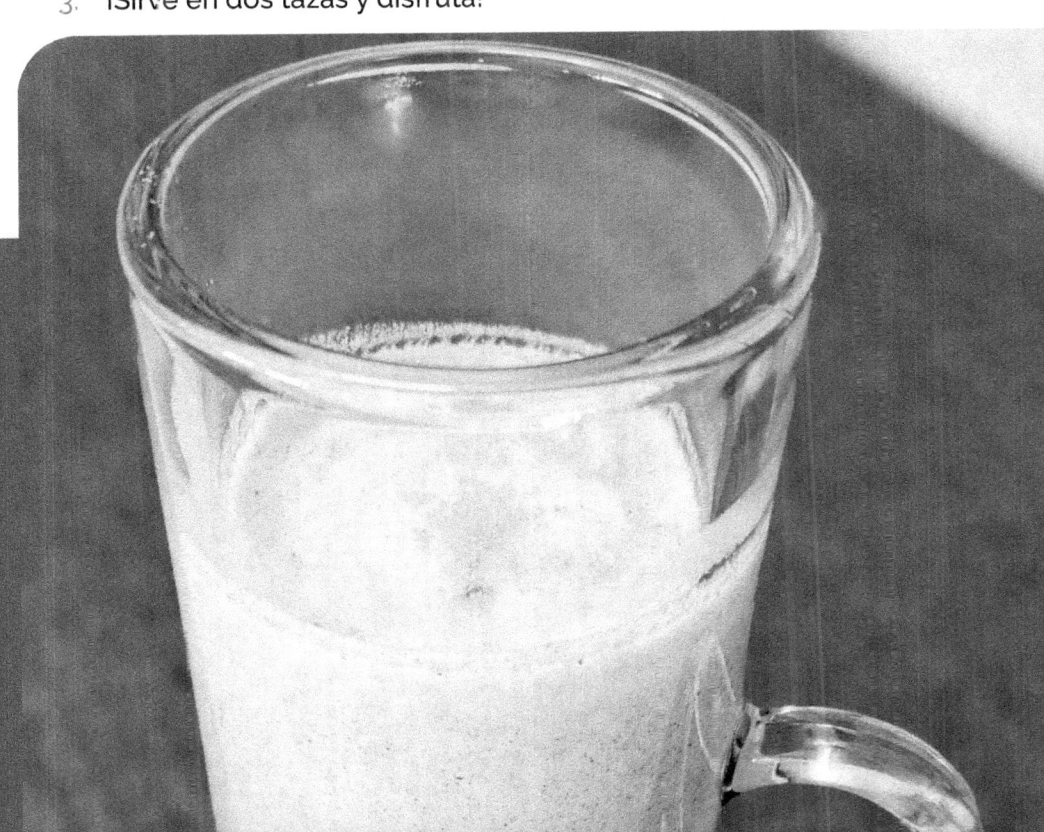

# Tónica Helada de Cúrcuma y Jengibre

**Tiempo de Preparación:**
5 minutos
**Tiempo de Cocción:** 0 minutos
**Porciones:** 2
**Nivel de Dificultad:** 1
**Costo:** $

SUGERENCIA PARA SERVIR

SI LO PREFIERES, CAMBIA EL JENGIBRE POR CANELA.

## Ingredientes:

- 1 taza de té negro recién hecho, helado
- ½ cucharadita de cúrcuma molida
- ¼ de cucharadita de jengibre molido
- 3 gotas de estevia líquida sabor vainilla (o el equivalente a una porción dependiendo de tu estevia líquida)
- Hielo

## Instrucciones:

1. Añade todos los ingredientes a una coctelera menos el hielo y agita bien.
2. Sirve sobre el hielo.
3. ¡Buen Provecho!

**Información Nutricional:**
Carbohidratos: 1 g
Fibra: 0 g
Carbohidratos Netos: 1 g
Proteína: 0 g
Grasa: 0 g
Calorías: 4

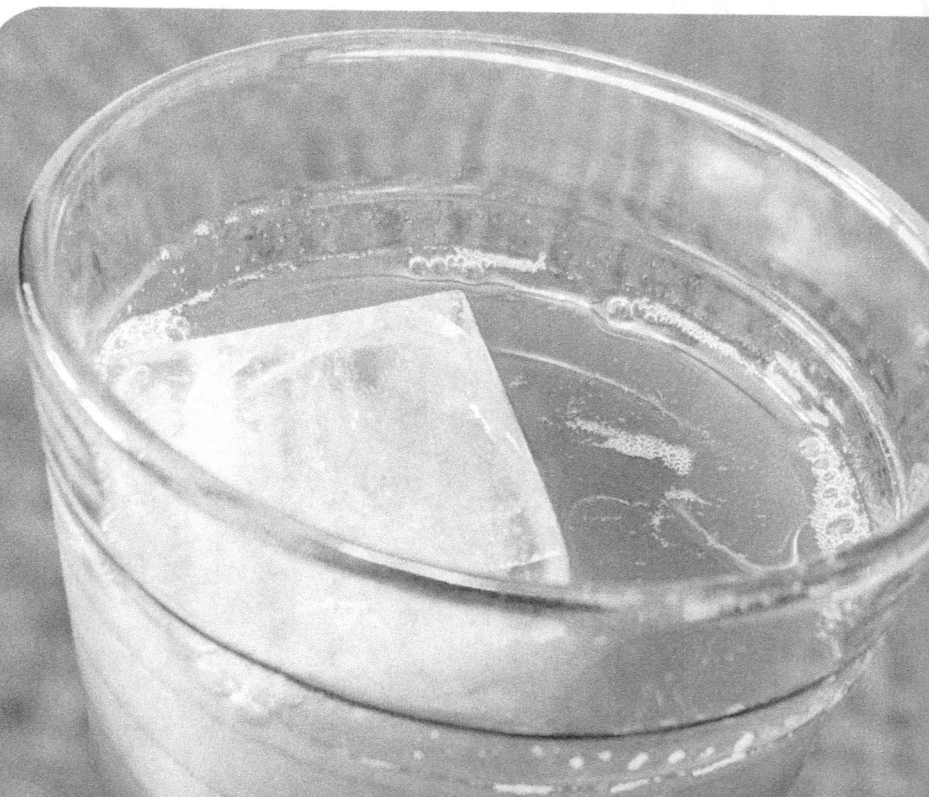

# Té Chai Reconfortante

**Tiempo de Preparación:**
5 minutos
**Tiempo de Cocción:** 5 minutos
**Porciones:** 2
**Nivel de Dificultad:** 1
**Costo:** $

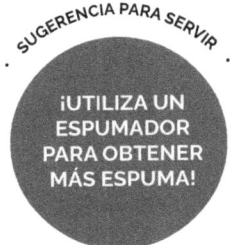

SUGERENCIA PARA SERVIR

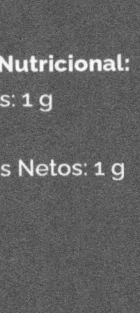

¡UTILIZA UN ESPUMADOR PARA OBTENER MÁS ESPUMA!

## Ingredientes:

- 2 bolsitas de té chai
- 12 onzas de agua caliente
- ½ taza de leche de coco entera sin azúcar
- 3 gotas de estevia líquida sabor vainilla (o el equivalente a una porción dependiendo de tu estevia líquida)

## Instrucciones:

1. Añade las bolsitas de té chai a una taza grande con el agua caliente. Deja reposar durante 5 minutos.

2. Añade la leche de coco y la estevia a la taza y mezcla bien

3. ¡Buen Provecho!

**Información Nutricional:**
Carbohidratos: 1 g
Fibra: 0 g
Carbohidratos Netos: 1 g
Proteína: 0 g
Grasa: 3 g
Calorías: 25

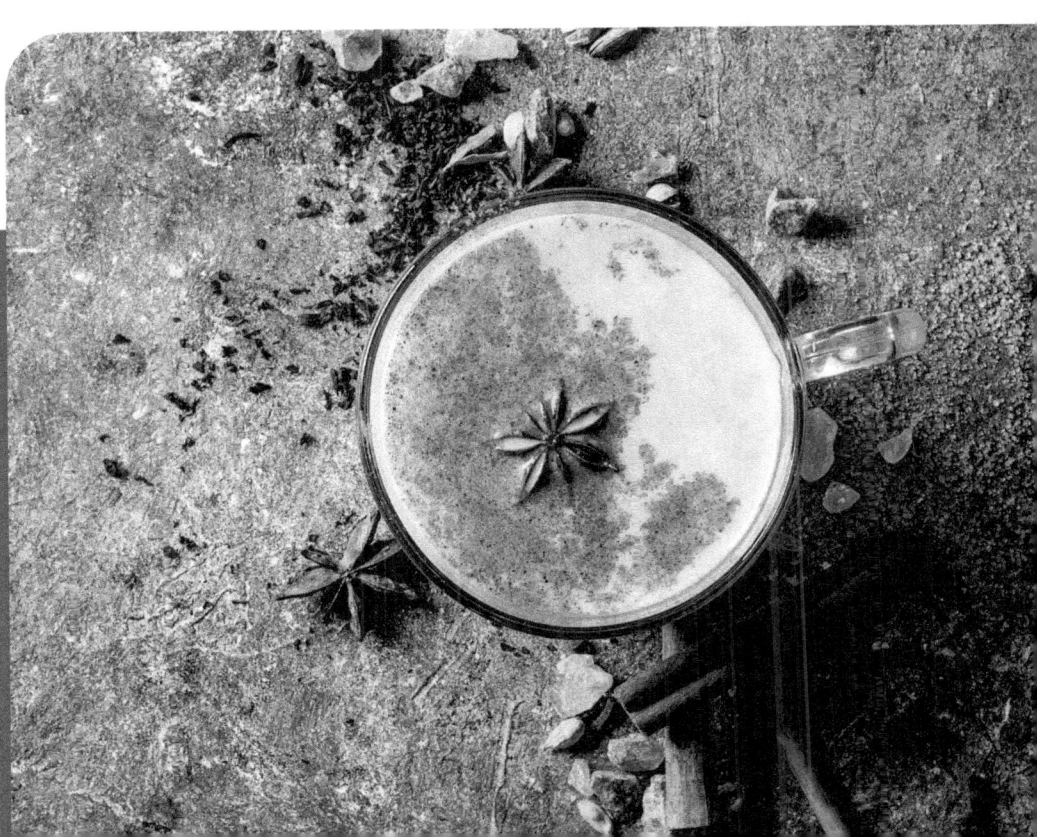

# Chai Latte Cremoso de Coco

**Tiempo de Preparación:**
5 minutos

**Tiempo de Cocción:** 5 minutos

**Porciones:** 2

**Nivel de Dificultad:** 1

**Costo:** $

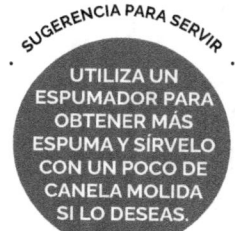

SUGERENCIA PARA SERVIR

UTILIZA UN ESPUMADOR PARA OBTENER MÁS ESPUMA Y SÍRVELO CON UN POCO DE CANELA MOLIDA SI LO DESEAS.

## Ingredientes:

- 1 bolsita de té chai
- 8 onzas de agua caliente
- 1 onza de café expreso
- ½ taza de leche de coco entera sin azúcar

- 5 gotas de estevia líquida sabor vainilla (o 1 porción de acuerdo con las instrucciones del envase)

## Instrucciones:

1. Añade la bolsita de té chai a una taza grande con el agua caliente. Deja reposar durante 5 minutos.

2. Añade el café expreso, la leche de coco y la estevia a la taza y mezcla bien.

3. ¡Buen Provecho!

**Información Nutricional:**

Carbohidratos: 4 g

Fibra: 1 g

Carbohidratos Netos: 3 g

Proteína: 1 g

Grasa: 14 g

Calorías: 141

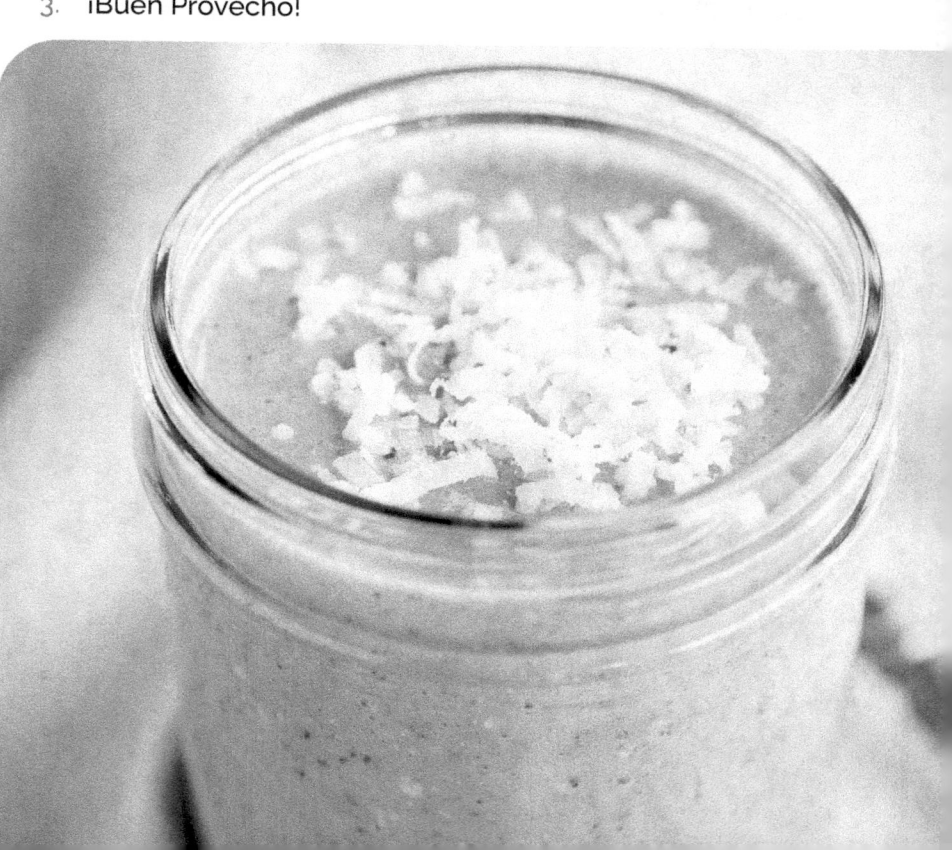

# Jugo Depurativo de Apio

**Tiempo de Preparación:**
5 minutos
**Tiempo de Cocción:** 0 minutos
**Porciones:** 3
**Nivel de Dificultad:** 1
**Costo:** $

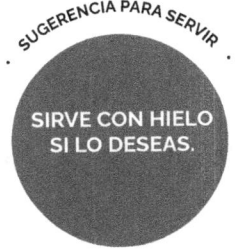

SUGERENCIA PARA SERVIR

**SIRVE CON HIELO SI LO DESEAS.**

## Ingredientes:

- Unas ramas de apio
- 1 manojo de cilantro
- 1 limón, rebanado

## Instrucciones:

1. Pasa todos los ingredientes por tu extractor de jugos de acuerdo con las instrucciones del fabricante.

2. Sirve en un vaso y disfruta de inmediato.

**Información Nutricional:**
Carbohidratos: 10 g
Fibra: 5 g
Carbohidratos Netos: 5 g
Proteína: 2 g
Grasa: 1 g
Calorías: 50

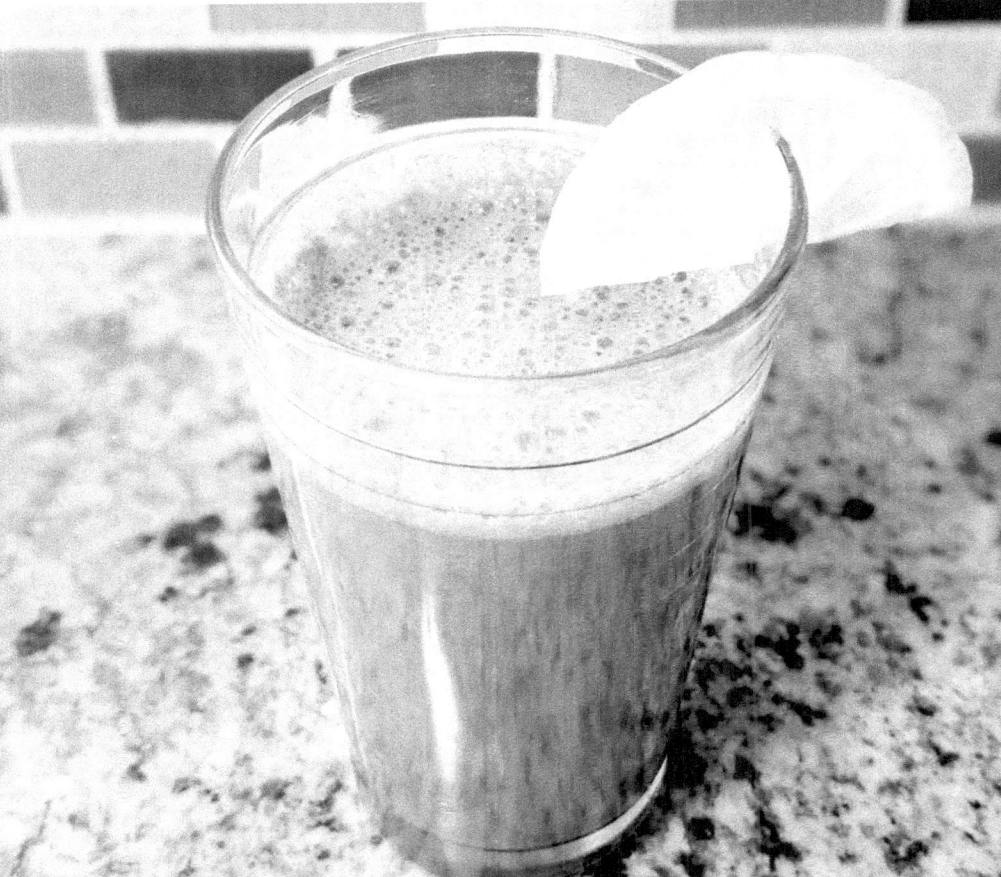

# Bebida Gaseosa de Limón y Granada

**Tiempo de Preparación:**
5 minutos
**Tiempo de Cocción:** 0 minutos
**Porciones:** 2
**Nivel de Dificultad:** 1
**Costo:** $

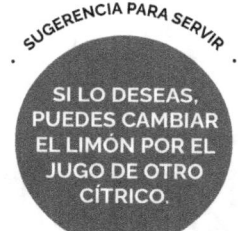

SUGERENCIA PARA SERVIR

SI LO DESEAS, PUEDES CAMBIAR EL LIMÓN POR EL JUGO DE OTRO CÍTRICO.

## Ingredientes:

- 1 cucharada de jugo de limón recién exprimido
- 1 cucharada de jugo de granada
- 1 taza de agua gaseosa natural
- 3 gotas de estevia líquida
- Hielo

## Instrucciones:

1. Comienza añadiendo el jugo de limón y de granada en dos vasos.

2. Añade el agua gasificada, la estevia y el hielo.

3. ¡Buen Provecho!

**Información Nutricional:**
Carbohidratos: 10 g
Fibra: 0 g
Carbohidratos Netos: 10 g
Proteína: 0 g
Grasa: 0 g
Calorías: 39

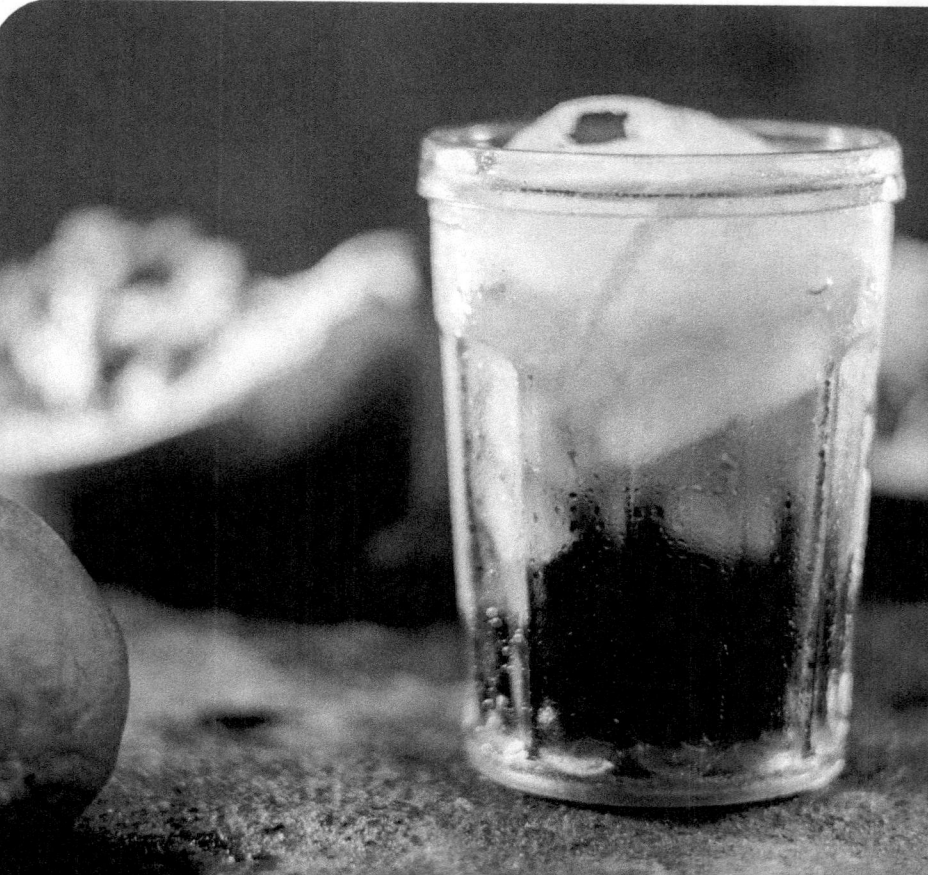

# Moca Festivo de Menta

**Tiempo de Preparación:**
5 minutos
**Tiempo de Cocción:** 5 minutos
**Porciones:** 2
**Nivel de Dificultad:** 1
**Costo:** $$

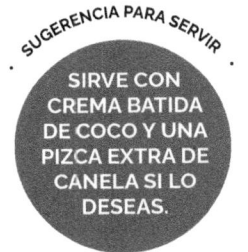

SUGERENCIA PARA SERVIR

SIRVE CON CREMA BATIDA DE COCO Y UNA PIZCA EXTRA DE CANELA SI LO DESEAS.

## Ingredientes:

- 1 taza de leche de coco entera sin azúcar
- 2 cucharadas de cacao en polvo sin azúcar
- ½ cucharadita de extracto de menta puro
- 1 cucharadita de canela molida
- 3 gotas de estevia líquida

## Instrucciones:

1. Agrega todos los ingredientes a una olla a fuego lento y bátelos hasta que estén calientes.

2. ¡Sirve en dos tazas y disfruta!

**Información Nutricional:**
Carbohidratos: 18 g
Fibra: 9 g
Carbohidratos Netos: 9 g
Proteína: 7 g
Grasa: 33 g
Calorías: 329

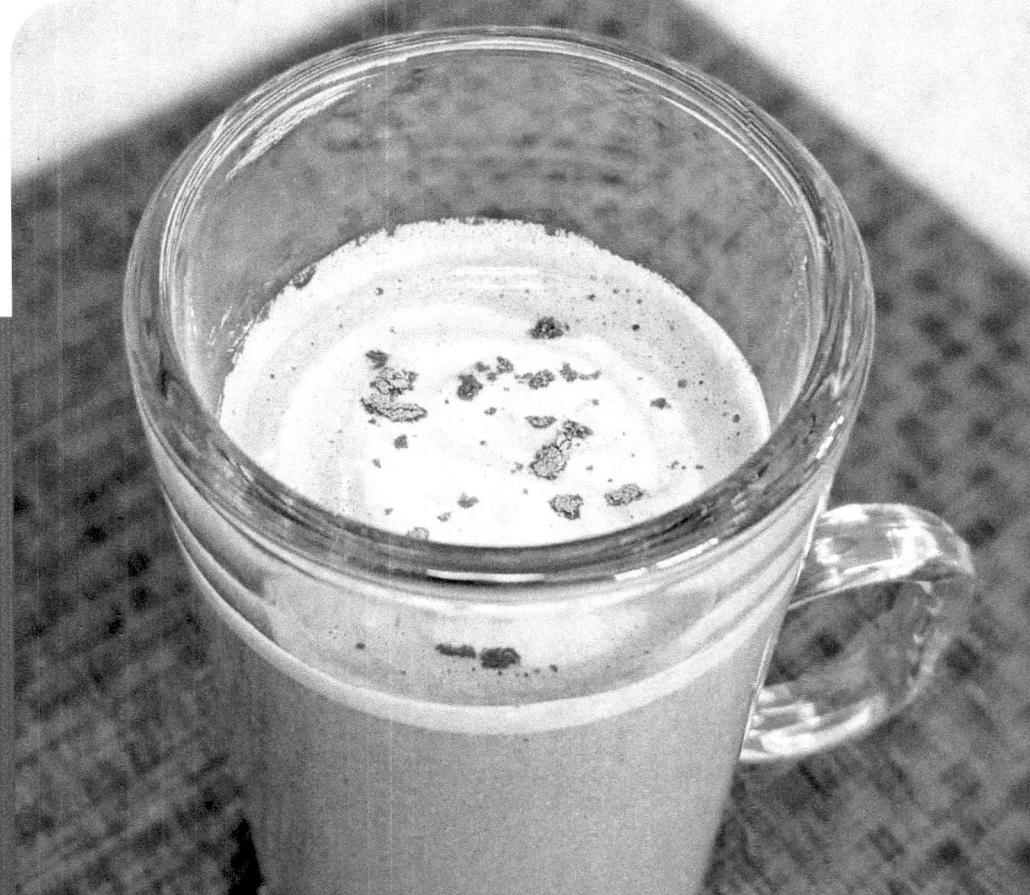